免疫治疗反应影像图谱

Atlas of Response to Immunotherapy

[意] 埃格斯塔 · 洛普奇 (Egesta Lopci)
斯特凡诺 · 凡蒂 (Stefano Fanti) 著

张 力 斯晓燕 主译

清華大學出版社
北 京

北京市版权局著作权合同登记号 图字：01-2022-1769

First published in English under the title
Atlas of Response to Immunotherapy
Edited by Egesta Lopci and Stefano Fanti

图书在版编目（CIP）数据

免疫治疗反应影像图谱 /（意）埃格斯塔・洛普奇，（意）斯特凡诺・凡蒂著；张力，斯晓燕主译. —北京：清华大学出版社，2022.4

ISBN 978-7-302-60315-3

Ⅰ. ①免… Ⅱ. ①埃… ②斯… ③张… ④斯… Ⅲ. ①肿瘤免疫疗法－介入疗法－图谱 Ⅳ. ①R730.51-64

中国版本图书馆 CIP 数据核字（2022）第 041402 号

责任编辑：周婷婷
封面设计：刘艳芝
责任校对：李建庄
责任印制：朱雨萌

出版发行：清华大学出版社
网　　址：http://www.tup.com.cn, http://www. wqbook. com
地　　址：北京清华大学学研大厦 A 座　　**邮　　编：**100084
社 总 机：010-83470000　　**邮　　购：**010-62786544
投稿与读者服务：010-62776969, c-service@tup.tsinghua.edu.cn
质量反馈：010-62772015, zhiliang@tup.tsinghua.edu.cn
印 刷 者：北京博海升彩色印刷有限公司
经　　销：全国新华书店
开　　本：210mm×285mm　　**印　　张：**8.25　　**字　　数：**218 千字
版　　次：2022 年 4 月第 1 版　　**印　　次：**2022 年 4 月第 1 次印刷
定　　价：198.00 元

产品编号：095291-01

译者名单

主　审　霍　力　宋　伟　庄俊玲

主　译　张　力　斯晓燕

副主译　张晓彤

译　者　（按姓氏拼音排序）

崔晓霞　霍　力　刘潇衍
缪　康　倪　军　斯晓燕
宋　伟　王汉萍　王金华
杨　乔　杨子仪　张　力
张　炎　张晓彤　张馨木
赵瑞杰　庄俊玲

译 者 序

恶性肿瘤是威胁人类健康的一类重大疾病。免疫检查点抑制剂已经成为治疗很多恶性肿瘤的重要手段。因为免疫治疗的独特作用机制，既往评估肿瘤治疗疗效的标准对于评估免疫治疗有一定的局限性。此外，免疫治疗还会有其独特的不良反应。我们对于如何评估免疫治疗反应的认识也在不断地加深，其中影像学是评估的重要手段。

本书共分为11章，分别介绍了肿瘤的免疫治疗、免疫治疗疗效评价标准的演变，并主要以病例的形式讲解中枢神经系统肿瘤、肺癌、恶性胸膜间皮瘤、黑色素瘤、泌尿生殖道肿瘤、血液系统恶性肿瘤等各类肿瘤免疫治疗后影像学的特点，同时也总结各种免疫不良反应在影像学上的特点，最后阐述了新型的免疫PET在免疫治疗中的应用前景。

北京协和医院呼吸与危重症医学科王孟昭主任对本书的翻译寄予了殷切的期望，核医学科霍力教授、放射科宋伟教授和血液科庄俊玲教授对于本书的内容进行了逐字逐句地斟酌推敲，大大提高了本书的专业性和准确性。

期待本书能帮助临床医生和影像学医生们认识各种肿瘤对于免疫治疗反应在影像上的表现，以及掌握如何运用各种影像技术来判断免疫治疗的疗效及不良反应。本书的翻译过程虽然经过了数轮的讨论、校对，但纰漏和瑕疵在所难免，希望各位读者不吝赐教，以便我们能够不断进步。

张　力

2022年1月

前　言

在过去几年中，肿瘤免疫治疗相关出版物的数量已经迅速增加。这主要是由于肿瘤的免疫治疗尤其是免疫检查点抑制剂的广泛使用：2018年诺贝尔生理学或医学奖授予首次论证了“发现免疫负性调节治疗癌症”的科学家。因此，关于免疫疗法的出版物越来越多，然而，为什么还要出版另一本关于这一主题的书呢？在规划这本书的大纲时，我们唯一的目的是解决一个临床需求：如何研究和解释肿瘤对免疫治疗的反应。事实上，大家对免疫疗法的原理和作用机制了解甚多，但对评估治疗反应的最佳策略，特别是通过影像的方式，却知之甚少。影像是传达知识最直接的方式，并考虑到我们在分子成像方面的专业知识，我们只能选择一个图谱作为最适合的方式，以阐明问题，并提供清晰的临床应用实例。

一旦我们确定了本书的目标，就需要该领域的优秀专家来参与完成任务。尽管全球都在尝试评估免疫疗法在各种肿瘤环境下的益处，但还是认为不能通过影像来解决评估肿瘤治疗反应。解剖成像仅基于形态学，因此，它不是一个最佳的解决方案；此外，通过示踪剂摄取进行功能成像评估可能解释问题。最好的方法可能是利用这两种信息的综合方法，故我们决定将重点集中在PET/CT上。然而，当考虑使用混合成像来评估免疫疗法对肿瘤治疗的反应时，必须有意识地培养一种临床思维方式：临床医生不仅必须了解影像学结果，而且最重要的是必须知道如何使用。另外，影像学专家应该对阅读和记录结果有信心，并将经验和相应的知识从报告中呈现出来。实际上，经验是每一项事业的关键因素，对医学专业来说尤为关键。本书集中在这一特定的元素上，通过教学式的图像提供直接的免疫治疗反应评估的日常经验，不排除例外情况和少见的个案报道。当对免疫治疗的肿瘤反应产生疑问时，我们把这份手稿发给了该领域所有参与研究的医学专业以及分子成像专家和学员，以便得到专家的见解。敬请呈阅！

埃格斯塔·洛普奇（Egesta Lopci）
意大利，米兰
斯特凡诺·凡蒂（Stefano Fanti）
意大利，博洛尼亚
（崔晓霞　译）

目　　录

第1部分

概　　述

肿瘤的免疫治疗 1

Paolo Andrea Zucali

背景介绍

癌症免疫疗法的发展在癌症治疗史上至关重要。事实上，癌症免疫疗法已显示出强大的抗肿瘤活性，并具有一定的持久性。此外，许多癌症免疫治疗的安全性比传统或靶向癌症治疗更温和、更易于管理。

在生物学上，正常细胞调节过程的丧失和表征癌症进化的几种遗传改变的积累决定了新抗原或分化抗原的表达。表面抗原与主要组织相容性Ⅰ类（major histocompatibility class Ⅰ，MHC Ⅰ）分子结合肽可区分癌细胞和正常组织细胞。在癌症患者中$CD8^+$T细胞能够识别这些癌症特异性MHC Ⅰ复合物。但是，这些T细胞反应很少诱导保护性免疫，而表达T细胞靶标的癌细胞的持续缺失（免疫编辑）可能使癌症进化发生免疫逃逸[1-2]。克服肿瘤床（免疫抑制功能）和淋巴器官（检查点）中T细胞反应的负性调节因子可能是许多患者免疫保护失败的原因。在肿瘤微环境中，包括程序性细胞死亡蛋白1/程序性细胞死亡配体1（programmed cell death protein-1/programmed cell death-ligand 1，PD-1/PD-L1）在内的多种因素可以调节抗肿瘤T细胞免疫反应，充当免疫变阻器或“免疫调节器”[3]。因此，肿瘤中免疫调节反映了一系列精密的调控机制，而且是作为一个整体，并非单独的调控过程。

免疫检查点抑制剂调节T细胞之间的相互作用（T细胞在其生长过程中被耗尽）和肿瘤微环境中的肿瘤细胞。靶向细胞毒性T淋巴细胞抗原4（cytotoxic T lymphocyte antigen-4，CTLA-4）或PD-1/PD-L1可逆转细胞毒性T淋巴细胞的耗竭，从而通过重新诱导T细胞群的功能来消除肿瘤细胞。

临床上，抗CTLA-4抗体（伊匹木单抗和曲美木单抗）、抗PD-1抗体（纳武利尤单抗和帕博利珠单抗）和抗PD-L1抗体（阿替利珠单抗、阿维鲁单抗和度伐利尤单抗）在抗肿瘤治疗方面取得了显著成效。与化疗相比，免疫治疗是肿瘤治疗史上的重大突破，肿瘤患者的无进展生存期（progression-free survival，PFS）和总生存期（overall survival，OS）取得了显著改善。

早期免疫疗法

1986年，美国食品药品监督管理局（Food and Drug Administration，FDA）批准的第一种免疫治疗药品——干扰素-α_2（interferon-α_2，IFN-α_2），是一种抗肿瘤细胞因子。IFN-α_2能够通过刺激固有细胞介导的免疫反应，调节适应性免疫反应，以及调节细胞因子及其受体[4]影响免疫系统。最初，由于IFN-α_2在进展期毛细胞白血病（hairy cell leukemia，HCL）患者中观察到的高反应率，被批准用于治疗毛细胞白血病[5-6]。1995年，IFN-α_2也被批准用于治疗ⅡB/Ⅲ期黑色素瘤。

1998年FDA批准的第二种抗肿瘤细胞因子药物是白细胞介素2（interleukin-2，IL-2）——一种有助于免疫调节和T细胞增殖的T细胞生长因子。事实上，IL-2已被证明能够显著提高转移性黑色素瘤和肾细胞癌患者的生存率[6]。

1990年FDA批准囊泡内卡介苗（bacillus Calmette-Guerin，BCG）用于非侵袭性T_{is}、T_a和T_1期膀胱癌。BCG在其内部化尿路上皮细胞和肿瘤细胞通过抗原呈递细胞（antigen-presenting cell，APC）呈递给免疫系统，导致膀胱细胞释放细胞因子并招募免疫细胞来攻击任何含有BCG的细胞[7]。由于BCG也被肿瘤细胞内化，免疫系统能够识别细胞并随后攻击它们[7]。

免疫检查点抑制剂

CTLA-4是第一个发现和表征的免疫检查点受体。阻断CTLA-4的抗体被证明能够介导动物模型中已建立的肿瘤消退，进而开始相关癌症患者的临床试验[8]。2011年，基于大约20%患者的OS，伊匹木单抗被FDA批准用于晚期黑色素瘤（表1.1）。免疫相关不良事件（皮疹、结肠炎、甲状腺炎和肝炎等）的高发限制了CTLA-4抑制剂的应用[9]。

表1.1 CTLA-4、PD-1和PD-L1抑制剂的批准用途

代表药物	作用机制	批准的疾病[a]
伊匹木单抗	CTLA-4抑制剂	• Ⅲ期黑色素瘤的辅助治疗 • 转移性黑色素瘤
纳武利尤单抗	PD-1抑制剂	• 转移性黑色素瘤 • 转移性非小细胞肺癌 • 转移性肾细胞癌 • 经典霍奇金淋巴瘤 • 头颈部复发性或转移性鳞状细胞癌 • 错配修复缺陷或高度微卫星不稳定性结直肠癌 • 肝细胞癌 • 局部晚期或转移性尿路上皮癌
帕博利珠单抗	PD-1抑制剂	• 转移性黑色素瘤（一线） • 转移性非小细胞肺癌（PD-L1表达依赖性） • 头颈部复发性或转移性鳞状细胞癌 • 经典霍奇金淋巴瘤 • 微卫星不稳定性高的癌症 • 复发性局部晚期或转移性胃或胃食管交界处腺癌（PD-L1表达依赖性） • 局部晚期或转移性尿路上皮癌
纳武利尤单抗＋伊匹木单抗	PD-1 ＋ CTLA-4抑制剂	• 转移性或不可切除的黑色素瘤（一线）
阿替利珠单抗	PD-L1抑制剂	• 局部晚期或转移性尿路上皮癌 • 转移性非小细胞肺癌
度伐利尤单抗	PD-L1抑制剂	• 局部晚期或转移性尿路上皮癌

注：[a]批准用于二线转移性治疗，除非另有说明

PD-1（一种在激活的肿瘤特异性$CD4^+$辅助细胞和$CD8^+$杀伤性T淋巴细胞上表达的抑制性受体）及其主要配体PD-L1的通路是下一个进入临床试验的免疫检查点靶标。如果说，CTLA-4检查点调节全身T淋巴细胞免疫的早期激活，则PD-1调节已迁移到肿瘤中的成熟杀伤性T淋巴细胞的活性。考虑到PD-L1配体的过度表达被局限于肿瘤内，而不是在非炎症的正常组织中，与抗CTLA-4相比，抗PD-1/PD-L1检查点通路可以集中生物学效应，降低毒性反应。在一项小样本的首次临床试验中，抗PD-1药物纳武利尤单抗在难治性黑色素瘤、肾癌和肺癌中显示出持久的缩瘤效果[10]。PD-1抑制剂在肺癌（以前被认为是非免疫原性的）临床试验中的成功，促使了多种抗PD-1和抗PD-L1药物在多瘤种的临床试验。2014年，FDA批准了两种PD-1抑制剂（帕博利珠单抗和纳武利尤单抗）用于治疗转移性黑色素瘤（表1.1）。自2014年以来，FDA扩大了帕博利珠单抗和纳武利尤单抗在多瘤种的应用，包括非小细胞肺癌、霍奇金淋巴瘤、默克尔细胞癌、肾癌和膀胱癌、头颈癌和具有高突变负荷遗传标记的肿瘤，称为微卫星不稳定性（microsatellite instability，MSI）（表1.1）。2016年，FDA批准了第一个PD-L1抑制剂阿替利珠单抗用于治疗转移性尿路上皮癌[11-17]。对PD-1/PD-L1抑制剂的有效率因患者癌症类型和治疗设置（一线与后线治疗）而异，范围为15%～65%。抗PD-1/PD-L1疗法较好的安全性及其易于给药的特点促进了其在社区肿瘤学实践。

许多其他癌症（如间皮瘤、肝细胞癌、胃癌、

卵巢癌、B细胞非霍奇金淋巴瘤）目前正在进行临床研究，以确定检查点抑制的潜在疗效和安全性[18-20]。此外，抗PD-1药物正在癌症的早期阶段作为辅助治疗、新辅助（术前）治疗或两者同时进行的相关临床试验，初步试验结果可观。

有趣的是，一些PD-1/PD-L1抑制剂适应证的批准是基于小样本临床试验的早期替代终点，例如客观缓解或无进展生存期，而不是基于研究重点为多年生存率的大规模随机临床试验。此外，由于阻断检查点途径对多种癌症类型的广泛影响，传统的临床试验设计方法被改变，目前倾向于采用纳入多瘤种的篮子试验。事实上，PD-1抑制剂引领了现代肿瘤药物的开发[21]。

未来发展方向

为了提高免疫治疗的疗效和克服耐药机制，许多临床试验正在探索PD-1/PD-L1抑制剂与试验性免疫调节剂的组合，如其他免疫检查点单克隆抗体、癌症疫苗、表观遗传药物和代谢药物，以及化学疗法（化疗和激酶抑制剂）、手术和放射疗法的标准支柱。这些组合的目的是增加与肿瘤细胞相关的免疫细胞的激活和功能，将当前概念扩大到其他免疫细胞，包括调节T细胞、骨髓源性抑制细胞和中性粒细胞，同时增加肿瘤细胞免疫原性以及免疫活性细胞的浸润。实验室模型表明，协同治疗组合比单一治疗更有效[22]。最近，符合这一基准的两种方案已获得FDA批准：纳武利尤单抗（抗PD-1）加伊匹木单抗（抗CTLA-4）治疗晚期黑色素瘤，帕博利珠单抗（抗PD-1）加铂类化疗治疗晚期非小细胞肺癌（表1.1）。事实上，免疫检查点抑制剂联合化疗具有相当多的优势，细胞毒性药物不仅可导致肿瘤细胞死亡，释放癌症相关抗原增加，而且还会干扰一系列免疫活性细胞的功能。例如，环磷酰胺通过$CD8^+$ T细胞和抗肿瘤$CD4^+$ T细胞促进细胞识别和裂解，蒽环类药物增强树突细胞活化，顺铂可降低调节T细胞和髓源性抑制细胞的活性[23-25]。

此外，免疫检查点抑制剂与酪氨酸激酶抑制剂的组合非常有前景。事实上，纳武利尤单抗联合血管内皮生长因子（vascular endothelial growth factor，VEGF）抑制剂或酪氨酸激酶抑制剂（tyrosine kinase inhibitor，TKI）可能会降低调节T细胞的数量和功能。在VEGF抑制剂或TKI基础上联合免疫检查点抑制（即贝伐珠单抗＋纳武利尤单抗或阿昔替尼＋阿维鲁单抗），破坏血管生成，在晚期肾细胞癌患者的治疗中发挥重要功效。然而，应该考虑到，与在肿瘤缩小和（或）生存结果方面取得的好处相比，许多抗肿瘤治疗组合导致毒性过大和（或）成本过高。

生物标志物是衡量任何药物的风险-效益比的重要临床工具。然而，目前亟须可有效预测免疫治疗疗效的生物标志物。免疫组织化学检测的PD-L1表达并不是一个完美的预测性生物标志物。事实上，它只能在某些癌症类型中识别出对PD-1/PD-L1抑制剂有更高反应可能性的患者，例如非小细胞肺癌、膀胱癌和黑色素瘤。具有高突变负荷（MSI-H或错配修复基因缺陷）的肿瘤对抗PD-1特别敏感[26]。据推测，这是因为DNA突变编码的新型蛋白质对免疫系统来说是外来的新的蛋白质，可激发机体强大的抗肿瘤反应[27]。2017年，FDA批准使用帕博利珠单抗治疗任何携带遗传标记MSI的实体瘤。尽管如此，对其他标记物（如病毒相关癌症中发现的病毒癌蛋白以及代谢和微生物因素）的研究可能会加深当前对基本癌症免疫学的了解，并进一步完善免疫治疗策略。

结论

20世纪末，从干扰素、IL-2和卡介苗的出现开始，人们逐步改变了对免疫系统在肿瘤学中作用的认识，并且探索了许多抗肿瘤的新方案。此外，过去几年检查点抑制剂的出现，巩固了免疫疗法在抗癌药物中的地位。事实上，免疫检查点抑制剂已经彻底改变了许多不同类型癌症的治疗方式。不幸的是，只有部分癌症患者表现出持久的抗肿瘤疗效，这表明需要对癌症免疫有更深入的了解。但正如托波利安（Topolian）医生[28]所说，基于检查点抑制剂重新激活免疫反应的能力，可能能够控制或消除某些患者的晚期恶性肿瘤，有效和持久地治疗癌症的终极目标即将实现。

（倪 军 斯晓燕 张 力 译）

参考文献

1. Dunn GP, Bruce AT, Ikeda H, Old LJ, Schreiber RD. Cancer immunoediting: from immunosurveillance to tumor escape. Nat Immunol. 2002;3:991-8.
2. Boon T, Cerottini JC, Van den Eynde B, van der Bruggen P, Van Pel A. Tumor antigens recognized by T lymphocytes. Annu Rev Immunol. 1994;12:337-65.
3. Chen DS, Mellman I. Oncology meets immunology: the cancer-immunity cycle. Immunity. 2013;39:1-10.
4. Brassard DL, Grace MJ, Bordens RW. Interferon- α as an immunotherapeutic protein. J Leukoc Biol. 2002;70:565-81.
5. Golomb HM, Jacobs A, Fefer A, et al. Alpha-2 interferon therapy of hairy-cell leukemia: a multicenter study of 64 patients. J Clin Oncol. 1986;4:900-5.
6. Kirkwood JM, Butterfield LH, Tarhini AA, Zarour H, Kalinski P, Ferrone S. Immunotherapy of cancer in 2012. CA Cancer J Clin. 2012;62:309-35.
7. Redelman-Sidi G, Glickman MS, Bochner BH. The mechanism of BCG therapy for bladder cancer: a current perspective. Nat Rev Urol. 2014;11:153-62.
8. Leach DR, Krummel MF, Allison JP. Enhancement of antitumor immunity by CTLA-4 blockade. Science. 1996;271:1734-6.
9. Hodi FS, O'Day SJ, McDermott DF, et al. Improved survival with ipilimumab in patients with metastatic melanoma. N Engl J Med. 2010;363:711-23.
10. Topalian SL, Hodi FS, Brahmer JR, et al. Safety, activity, and immune correlates of anti-PD-1 antibody in cancer. N Engl J Med. 2012;366:2443-54.
11. Allen PB, Gordon LI. PD-1 blockade in Hodgkin's lymphoma: learning new tricks from an old teacher. Expert Rev Hematol. 2016;9:939-49.
12. Beckermann KE, Johnson DB, Sosman JA. PD-1/PD-L1 blockade in renal cell cancer. Expert Rev Clin Immunol. 2017;13:77-84.
13. Beckermann KE, Jolly PC, Kim JY, Bordeaux J, Puzanov I, Rathmell WK, Johnson DB. Clinical and immunologic correlates of response to PD-1 blockade in a patient with metastatic renal medullary carcinoma. J Immunother Cancer. 2017;5:1.
14. Garon EB. Current perspectives in immunotherapy for non small cell lung cancer. Semin Oncol. 2015;42(Suppl 2):S11-S8.
15. Garon EB. Selecting patients for immune checkpoint inhibition in lung cancer. Clin Adv Hematol Oncol. 2015;13:490-2.
16. Robert C, Schachter J, Long GV, Arance A, Grob JJ, Mortier L, Daud A, Carlino MS, McNeil C, Lotem M, et al. Pembrolizumab versus ipilimumab in advanced melanoma. N Engl J Med. 2015;372:2521-32.
17. Sonpavde G. PD-1 and PD-L1 inhibitors as salvage therapy for urothelial carcinoma. N Engl J Med. 2017;376:1073-4.
18. Gaillard SL, Secord AA, Monk B. The role of immune checkpoint inhibition in the treatment of ovarian cancer. Gynecol Oncol Res Pract. 2016;24:11.
19. Khanna S, Thomas A, Abate-Daga D, Zhang J, Morrow B, Steinberg SM, Orlandi A, Ferroni P, Schlom J, Guadagni F, et al. Malignant mesothelioma effusions are infiltrated by $CD3^+$ T cells highly expressing PD-L1 and the $PD-L1^+$ tumor cells within these effusions are susceptible to ADCC by the anti-PD-L1 antibody avelumab. J Thorac Oncol. 2016;11:1993-2005.
20. Lordick F, Shitara K, Janjigian YY. New agents on the horizon in gastric cancer. Ann Oncol. 2017;28:1767-75.
21. Topalian SL, Drake CG, Pardoll DM. Immune checkpoint blockade: a common denominator approach to cancer therapy. Cancer Cell. 2015;27:450-61.
22. Pulluri B, Kumar A, Shaheen M, Jeter J, Sundararajan S. Tumor microenvironment changes leading to resistance of immune checkpoint inhibitors in metastatic melanoma and strategies to overcome resistance. Pharmacol Res. 2017;123:95-102.
23. Chen C, Chen Z, Chen D, Zhang B, Wang Z, Le H. Suppressive effects of gemcitabine plus cisplatin chemotherapy on regulatory T cells in non small-cell lung cancer. J Int Med Res. 2015;43:180-7.
24. Ghiringhelli F, Menard C, Puig PE, Ladoire S, Roux S, Martin F, Solary E, Le Cesne A, Zitvogel L, Chauffert B. Metronomic cyclophosphamide regimen selectively depletes $CD4^+$ $CD25^+$ regulatory T cells and restores T and NK effector functions in end stage cancer patients. Cancer Immunol Immunother. 2007;56:641-8.
25. Vacchelli E, Ma Y, Baracco EE, Sistigu A, Enot DP, Pietrocola F, Yang H, Adjemian S, Chaba K, Semeraro M, et al. Chemotherapy-induced antitumor immunity requires for mylpeptide receptor 1. Science. 2015;350:972-8.
26. Le DT, Uram JN, Wang H, et al. PD-1 blockade in tumors with mismatch-repair deficiency. N Engl J Med. 2015;372:2509-20.
27. Rizvi NA, Hellmann MD, Snyder A, et al. Cancer immunology: mutational landscape determines sensitivity to PD-1 blockade in non-small cell lung cancer. Science. 2015;348:124-8.
28. Topolian SZ. Targeting immune checkpoints in cancer therapy. JAMA. 2017;318:1647-8.

免疫治疗疗效评价标准的演变 2

Yan Liu

背景介绍

癌症免疫治疗的目标是通过各种利用适应性或先天免疫的方法来增强或恢复免疫系统的能力。现有的刺激癌症特异性免疫反应的治疗策略包括细胞因子、疫苗和免疫检查点抑制剂[1-2]。自2011年监管部门批准伊匹木单抗（一种CTLA-4抑制剂）后，癌症免疫治疗领域进入复兴时代。其他免疫检查点抑制剂在之后几年内相继引入，例如PD-1和PD-L1，这些免疫检查点抑制剂是肿瘤领域的重大突破，目前已在多种肿瘤中被证实可以提高患者生存率[3-4]。免疫检查点抑制剂的成功有望扩展到包括适应性T细胞治疗在内的其他治疗模式中，后者是一种由基因工程T细胞［如嵌合抗原受体（chimeric antigen receptor，CAR）T细胞］所介导的治疗方式，临床研究已卓有成效[5-6]。一言以蔽之，这一趋势将对未来肿瘤治疗格局产生巨大影响。

根据实体瘤疗效评估标准1.1（Response Evaluation Criteria in Solid Tumors 1.1，RECIST 1.1）所评估获得的PFS和客观反应率（objective response rate，ORR），是肿瘤学新药疗效评估中常用的一些替代终点。RECIST 1.1是基于经典化疗治疗结果的大数据提出的。随着第一代抗癌免疫治疗剂伊匹木单抗和曲美木单抗的应用，它在合并使用癌症免疫治疗剂时的局限性逐渐凸显[2]。本章我们将回顾免疫特异性治疗反应评价标准的演变及其在试验中的应用和影响，并展望其未来的发展前景。

免疫特异性疗效评价标准的演变

1981年制定的世界卫生组织（World Health Organization，WHO）标准是最早的规范化抗肿瘤治疗反应评价标准。该标准基于二维测量确定肿瘤负荷。20世纪90年代后期发布了实体瘤反应评价标准（RECIST 1.0），该标准采用一维测量模型，为临床试验间的比较提供了简便而且更可靠的标准。2009年发布了RECIST 1.0的更新版本RECIST 1.1，该版本进行了多处修订，包括减少所需靶病灶的数量、修订淋巴结评估以及使用^{18}F-氟代脱氧葡萄糖正电子发射断层扫描（fluorodeoxyglucose positron emission tomography，FDG-PET）检测新病灶等[7]。迄今为止，RECIST 1.1是除脑肿瘤和淋巴瘤之外应用最广泛的肿瘤疗效评估标准。1990年，麦克唐纳（Macdonald）等[8]提出了基于WHO标准的脑肿瘤特异性改良评估标准；并在2010年提出了神经肿瘤学疗效评估（Response Assessment in Neuro-Oncology，RANO）标准，目的是更好地评估恶性胶质瘤患者的复杂影像学演进[9]。后来，RANO被改进应用于低级别胶质瘤[10]和脑转移患者[11]。国际工作组（International Working Group，IWG）响应标准（也称为“Cheson标准”）于1999年提出，2007年修订，于2014年再次修订（称为“卢加诺分类”），该标准已被学术机构、合作团体以及淋巴瘤试验机构广泛接受[12-13]。

尽管RECIST 1.1已被广泛接受和应用，它的潜在局限性也随着分子靶向药物的出现而显现，因为这些药物有时会在肿瘤不缩小的情况下提高总体生存率和延长疾病稳定时间[14]。目前已产生了一些特异性标准，例如Choi标准和mRECIST，分别是为了克服胃肠道间质瘤和肝细胞癌疗效评估的局限性[15-16]。癌症免疫治疗的反应评估也需要与传统化疗相区别；因此，它需要更精确的标准，这些标准需要与观察到的反应模式和这些新疗法已确证的作用机制相一致。伊匹木单抗曾因其早期临床试验中仅有5%～15%的反应率[17-18]，被认为对晚期黑色素瘤患者无效。后来，癌症免疫治疗联盟（Cancer Immunotherapy Consortium，CIC）评估了这些结果，并根据伊匹木单抗的免疫治疗机制和临床应用观察，提出了免疫相关反应标准（immune-related response criteria，irRC）这一适合的标准[19-21]。当测量延迟反应、疾病长期稳定和存在新病灶的反应时，总有效率提高约30%。最重要的是，还观察到了与新的反应模式相关的有利生存数据。与伊匹木单抗同时期开发的还有另一种抗CTLA-4单克隆抗体曲美木单抗，但它的结果却不尽相同。尽管两者具有相似的临床特征，但当曲美木单抗在晚期黑色素瘤的关键研究中仅观察到10%的反应率。曲美木单抗试验的给药方案仅为每3个月1次治疗，与每3周1次治疗的伊匹木单抗相比，给药频率较低。当时已知的转移性黑色素瘤中位进展时间约为2个月，该试验中的大多数患者在第二剂给药前停止治疗。最终，经过数据监测委员会的评估，曲美木单抗的研发在Ⅲ期试验中提前终止。随访第2年报告了生存曲线（HR为0.88）的中等分离，这可能是患者单剂量曲美木单抗不足的结果[2, 22]。阿斯利康将曲美木单抗重新引入治疗包括间皮瘤在内的多种肿瘤的临床试验。但迄今为止，曲美木单抗尚未被批准用于治疗任何癌症或疾病。免疫检查点抑制剂在衡量疗效方面的早期经验得到了免疫治疗药物开发利益相关者的广泛认可，irRC已被FDA和欧洲药品管理局（European Medicines Agency，EMA）采纳[23-24]。测量免疫疗法疗效的新概念被引入，包括通过后续扫描确认进展，测量新病灶以将其包括在总肿瘤体积中，考虑将疾病持久、稳定作为受益，以及在临床状况允许的情况下对进展的患者继续治疗。2013年引入了实体瘤免疫相关反应评价标准（immune-related response criteria in solid tumors，irRECIST），该标准通过一维测量和进展确认将irRC和RECIST 1.1相结合[25]。尽管已经有了这些免疫特异性疗效标准，多数免疫治疗试验仍选择单独使用RECIST 1.1或与各种标准的修订版本相结合，导致很难对数据进行统一比较。值得一提的是，RECIST工作组发布了共识指南iRECIST，该指南介绍了实体瘤肿瘤免疫治疗疗效的标准测量方法[26]。该指南还建议在使用iRECIST进行探索性分析的同时，ORR和PFS等主要结果仍应遵循RECIST 1.1。表2.1总结比较了不同免疫特异性疗效评价标准的特点。iRECIST中引入了新术语，包括免疫完全缓解（immune complete response，iCR）、免疫稳定（immune stable disease，iSD）、免疫部分缓解（immune partial response，iPR）、免疫未确认进展（immune unconfirmed progressive disease，iUPD）和免疫确认进展（immune confirmed PD，iCPD）。iRECIST标准并未将新靶病灶测量值的总和纳入肿瘤负荷，而是选择单独评估，在iUPD转变为iCR/iPR/iSD后将重新设置标度，这是iRECIST与其他免疫评价标准之间的主要区别。

表2.1 实体瘤免疫特异性疗效评价标准的比较

	RECIST 1.1	irRC	irRECIST	iRECIST
测量方法	一维	二维	一维	一维
基线病变数量	总数5个，单器官2个	总数10个，单器官5个	同RECIST 1.1	同RECIST 1.1
靶病灶大小	≥10 mm（结外病变最长径），≥15 mm（淋巴结最短径）	≥5 mm×5 mm	同RECIST 1.1	同RECIST 1.1
新发病灶出现	进展	计入测量总和	计入测量总和	iUPD，但不计入测量总和
CR	所有病变消失	所有病变消失	所有病变消失	所有病变消失

续表

	RECIST 1.1	irRC	irRECIST	iRECIST
PR	相比基线减少≥30%	相比基线减少≥50%	同RECIST 1.1	同RECIST 1.1
SD	减少比例不足以诊断PR或增加比例不足以诊断PD	减少比例不足以诊断PR或增加比例不足以诊断PD	减少比例不足以诊断PR或增加比例不足以诊断PD	减少比例不足以诊断PR或增加比例不足以诊断PD
PD	从最低点增加≥20%；最小值为5 mm；明确的非目标病变进展；任一新发病变	从最低点增加≥25%	同RECIST 1.1，但基于可测量病变决定，PD需经过连续扫描确认	同RECIST 1.1，但PD需经过连续扫描确认；记录治疗继续的理由
临床状况	不适用	纳入考虑	纳入考虑	纳入考虑
确认	否	是，≥4周	是，≥4周	是，4～8周

免疫特异性评价标准在试验中的作用

于尔根斯（Juergens）等[27]回顾分析了实体瘤免疫治疗试验中所使用的疗效评价标准。从2010年6月到2015年8月，共回顾了484项临床试验的癌症类型、治疗和疗效评价标准。大约60%的试验的测量终点基于RECIST 1.1标准，另有20%的试验使用免疫特异性疗效评价标准，例如irRC或irRECIST。剩下20%的试验并未提到RECIST，但通常会有肿瘤相关的测量。使用免疫特异性疗效评价标准的结果与RECIST 1.1会有何不同？它们能更好地捕捉肿瘤的治疗反应吗？它与总体生存获益相关吗？霍迪（Hodi）等[28]根据阿替利珠单抗在非小细胞肺癌、转移性尿路上皮癌、肾细胞癌和黑色素瘤中的临床试验数据，研究了irRECIST（在论文中称为“免疫调节反应评价标准”——immune-modified response evaluation criteria，imRECIST）的价值。他们发现最佳客观缓解的差异很小，使用imRECIST仅比RECIST 1.1增加了1%～2%。疾病控制率是指完全缓解、部分缓解和疾病稳定的总和，使用imRECIST比RECIST 1.1高了8%～13%，很大程度上是由疾病稳定所占的比例较高所致。同样地，基于imRECIST的免疫调节无进展生存期（immune-modified progression-free survival，imPFS）比PFS（基于RECIST 1.1）长0.5～1.5个月。该研究还评估了imPFS与PFS的差异是否与接受阿替利珠单抗治疗的患者的OS相关。在所有患者中，大约1/3的患者在入组后90天内出现RECIST 1.1疾病进展（Progression disease，PD）且仍是存活的。在BIRCH和POPLAR试验中，RECIST 1.1判定PD比imRECIST和RECIST 1.1共同判定PD的患者中位OS分别为4.0和1.4个月。在IMvigor 210治疗的患者中并没有发现差异。当使用180天标记时，POPLAR试验的结果是类似的，而BIRCH试验的中位时间无法估算。有趣的是，接受IMvigor 210治疗的患者中，RECIST 1.1判定PD比imRECIST和RECIST 1.1共同判定PD者中位OS延长4.4个月。

在允许进展后继续治疗的大型试验中，假性进展（缓解后出现PD）的出现得以证实，但假性进展发生率较低，不超过10%[29]。另外，在较高的疾病稳定率的推动下，通常可以观察到更好的疾病控制率。这表明在测量免疫疗法的疗效时，疾病稳定或缓慢进展可能与缓解一样相关，毕竟观察到的OS受益并不总能反映高缓解率。

脑肿瘤和淋巴瘤的免疫特异性疗效评价标准

神经肿瘤学专家小组提出了神经肿瘤学中的免疫治疗反应评估（immunotherapy Response Assessment in Neuro-Oncology，iRANO），该指南可用于评估接受免疫治疗的患者的脑肿瘤进展[30]。iRANO的关键在于结合临床状况确认放射学进展，从而降低在假性进展或延迟缓解患者中过早判定PD的可能性。该专家组建议，在早期发现包括新病灶在内的影像学进展但疾病临床稳定（即未出现显著神经功能减退）且接受免疫治疗不足6个月的患者中，应在早期影像学PD后3个月再次确认影像学是否进展。将新病灶添加到总病灶区域进行后续评估。如果随访影像证实了进展，则实际进展的日期应追溯至最早发现影像学进展的日期。

卢加诺（Lugano）分类建立于2014年，是对2007年IWG临床试验中淋巴瘤治疗反应评估指南的第二次修订。它为FDG-PET和诊断性CT的解读提供了重要的阐述和修订，但并未具体说明其在免疫治疗中的作用[13]。作为对适用于免疫治疗评估的Lugano的临时修改，2016年IWG提出了淋巴瘤对免疫调节治疗的疗效评估标准（lymphoma response to immunomodulatory therapy criteria，LYRIC）[31]。该标准引入了未确定缓解（indeterminate response，IR）这一新疗效类别，该类别的出现允许患者在评价为IR后继续治疗并在12周内进行确认评估。当患者满足以下三种情况中的至少一种时，他将被视为IR：①在治疗的前12周内总体肿瘤负荷增加，但临床没有恶化；②出现新病灶或者一处或多处现有病灶生长，但总体肿瘤负荷无进展（增加＜50%）；③一个或多个病灶的FDG摄取增加，而病灶大小或数量没有随之增加。出现①和②时推荐活检以鉴别真实进展与假性进展。IR患者必须在12周后（如果有临床指征则提前）进行影像学复查，如果出现了评价标准中所示的恶化将确认PD。2017年，RECIL小组还对来自10项试验的近3000名淋巴瘤患者进行了单维测量，结果表明疗效评估可以使用最多3个目标病变的最长直径之和[32]。此外，他们阐述了该评估在接受新型免疫治疗的患者中的应用，要求通过连续的影像来确认PD是否与疾病进展的真实表现有关，而非燃瘤反应。

深度展望和结论

免疫检查点阻断剂的成功正在改变肿瘤治疗领域，其他方式，例如双特异性抗体和工程T细胞，也在带来更振奋人心的结果[2, 5]。总之，让我们的评价标准匹配治疗一直是一项挑战。如图2.1所示，疗效评价标准的演变是动态的，对为

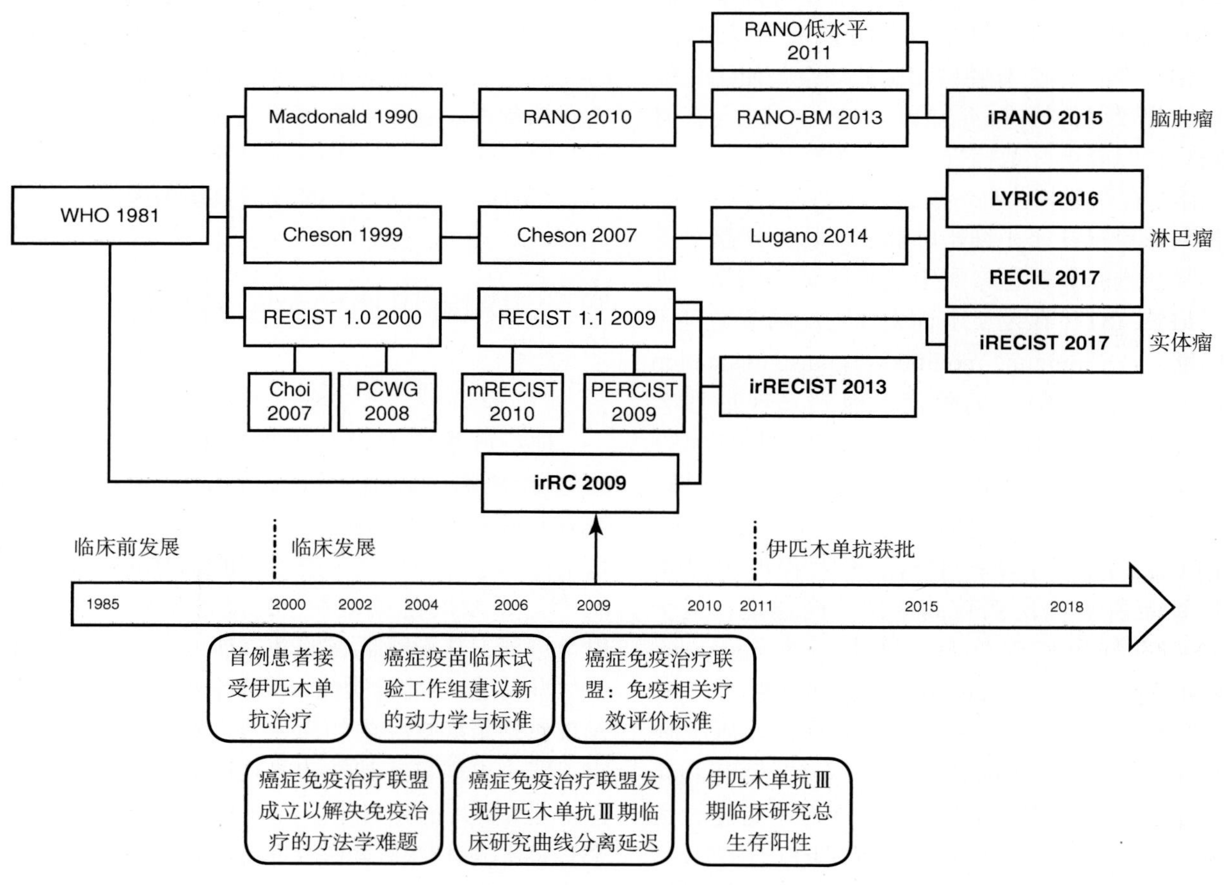

图2.1 疗效评价标准的演变

药物开发和患者管理制定适宜的标准至关重要。疗效评价标准应与治疗作用机制和观察到的反应/进展模式相匹配，这一过程需要结合长期的回顾研究来优化影像解读。

除了淋巴瘤评价中FDG-PET的应用，现有的疗效评价标准主要基于形态学影像。未来，先进的MRI技术或分子PET成像等新型成像方法或可有助于疗效评估，尤其是在早期治疗阶段。这些技术需要在试验中标准化和优化，才能应用至疗效评价标准中。目前，使用循环肿瘤细胞或DNA检测微小残留疾病的研究日益增多，这些技术或许能在影像学和临床状况外继续丰富疗效评价标准。新技术已经展现出未来精准医疗的巨大潜力，因此可以引导患者接受个体水平上有效的免疫治疗，并最终减少或避免在无缓解人群中的毒性。

（赵瑞杰　宋　伟　译）

参考文献

1. Disis ML. Mechanism of action of immunotherapy. Semin Oncol. 2014;41(S5):S3-13.
2. Hoos A. Development of immuno-oncology drugs—from CTLA-4 to PD1 to the next generations. Nat Rev Drug Discov [Internet]. 2016;15(4):235-47. http://www.ncbi.nlm.nih.gov/pubmed/26965203.
3. Keir ME, Butte MJ, Freeman GJ, Sharpe AH. PD-1 and its ligands in tolerance and immunity. Annu Rev Immunol [Internet]. 2008;26(1):677-704. http://www.annualreviews.org/doi/10.1146/annurev.immunol.26.021607.090331.
4. Mellman I, Coukos G, Dranoff G. Cancer immunotherapy comes of age. Nature [Internet]. 2011;480(7378):480-9. https://doi.org/10.1038/nature10673.
5. Jackson HJ, Rafiq S, Brentjens RJ. Driving CAR T-cells forward. Nat Rev Clin Oncol [Internet]. 2016;13(6):370-83. http://www.ncbi.nlm.nih.gov/pubmed/27000958.
6. Wang X, Rivière I. Clinical manufacturing of CAR T cells: foundation of a promising therapy. Mol Ther Oncolytics [Internet]. 2016;3:16015. http://www.ncbi.nlm.nih.gov/ pubmed/27347557, http://www.pubmedcentral.nih.gov/articlerender.fcgi?artid=PMC4909095.
7. Eisenhauer EA, Therasse P, Bogaerts J, Schwartz LH, Sargent D, Ford R, et al. New response evaluation criteria in solid tumours: revised RECIST guideline (version 1.1). Eur J Cancer. 2009;45(2):228-47.
8. Macdonald DR, Cascino TL, Schold SC, Cairncross JG. Response criteria for phase Ⅱ studies of supratentorial malignant glioma. J Clin Oncol. 1990;8(7):1277-80.
9. Wen PY, Macdonald DR, Reardon DA, Cloughesy TF, Sorensen AG, Galanis E, et al. Updated response assessment criteria for highgrade gliomas: response assessment in neurooncology working group. J Clin Oncol. 2010;28(11):1963-7.
10. Van den Bent MJ, Wefel JS, Schiff D, Taphoorn MJB, Jaeckle K, Junck L, et al. Response assessment in neuro-oncology (a report of the RANO group): assessment of outcome in trials of diffuse lowgrade gliomas. Lancet Oncol. 2011;12(6):583-93.
11. Lin NU, Lee EQ, Aoyama H, Barani IJ, Barboriak DP, Baumert BG, et al. Response assessment criteria for brain metastases: proposal from the RANO group. Lancet Oncol. 2015;16(6):e270-8.
12. Cheson BD, Pfistner B, Juweid ME, Gascoyne RD, Specht L, Horning SJ, et al. Revised response criteria for malignant lymphoma. J Clin Oncol. 2007;25(5):579-86.
13. Cheson BD, Fisher RI, Barrington SF, Cavalli F, Schwartz LH, Zucca E, et al. Recommendations for initial evaluation, staging, and response assessment of Hodgkin and non-Hodgkin lymphoma: the Lugano classification. J Clin Oncol. 2014;32(27):3059-68.
14. Liu Y, Litière S, De Vries EG, Sargent D, Shankar L, Bogaerts J, et al. The role of response evaluation criteria in solid tumour in anticancer treatment evaluation: results of a survey in the oncology community. Eur J Cancer. 2014;50(2):260-6.
15. Choi H. Response evaluation of gastrointestinal stromal tumors. Oncologist. 2008;13(Suppl 2):4-7.
16. Lencioni R, Llovet JM. Modified recist (mRECIST) assessment for hepatocellular carcinoma. Semin Liver Dis. 2010;30(1):52-60.
17. O'Day SJ, Maio M, Chiarion-Sileni V, Gajewski TF, Pehamberger H, Bondarenko IN, et al. Efficacy and safety of ipilimumab monotherapy in patients with pretreated advanced melanoma: a multicenter single-arm phase Ⅱ study. Ann Oncol. 2010;21(8):1712-7.
18. Weber JS, O'Day S, Urba W, Powderly J, Nichol G, Yellin M, et al. Phase Ⅰ/Ⅱ study of ipilimumab for patients with metastatic melanoma. J Clin Oncol. 2008;26(36):5950-6.
19. Wolchok JD, Hoos A, O'Day S, Weber JS, Hamid O, Lebbé C, et al. Guidelines for the evaluation of immune therapy activity in solid tumors: immune-related response criteria. Clin Cancer Res. 2009;15(23):7412-20.
20. Hoos A, Eggermont AMM, Janetzki S, Hodi FS, Ibrahim

R, Anderson A, et al. Improved endpoints for cancer immunotherapy trials. J Natl Cancer Inst. 2010;102:1388-97.

21. Hoos A, Ibrahim R, Korman A, Abdallah K, Berman D, Shahabi V, et al. Development of ipilimumab: contribution to a new paradigm for cancer immunotherapy. Semin Oncol. 2010;37:533-46.
22. Ribas A, Kefford R, Marshall MA, Punt CJA, Haanen JB, Marmol M, et al. Phase Ⅲ randomized clinical trial comparing tremelimumab with standard-of-care chemotherapy in patients with advanced melanoma. J Clin Oncol. 2013;31(5):616-22.
23. FDA. Guidance for industry: clinical considerations for therapeutic cancer vaccines [Internet]. 2011. https://www.fda.gov/downloads/biologicsbloodvaccines/guidancecomplianceregulatoryinformation/guidances/vaccines/ucm278673.pdf.
24. EMA. Guideline on the evaluation of anticancer medicinal products in man (EMA/CHMP/205/95/ Rev.4). 2012. https://www.ema.europa.eu/documents/scientific-guideline/guideline-evaluation-anticancer-medicinal-products-man_en.pdf.
25. Nishino M, Giobbie-Hurder A, Gargano M, Suda M, Ramaiya NH, Hodi FS. Developing a common language for tumor response to immunotherapy: immune-related response criteria using unidimensional measurements. Clin Cancer Res. 2013;19(14):3936-43.
26. Seymour L, Bogaerts J, Perrone A, et al. iRECIST: guidelines for response criteria for use in trials testing immunotherapeutics. Lancet Oncol. 2017;18(3):e143-52.
27. Juergens RA, Zukotynski KA, Singnurkar A, Snider DP, Valliant JF, Gulenchyn KY. Imaging biomarkers in immunotherapy. Biomark Cancer [Internet]. 2016;8(Suppl 2):1-13. http://www.pubmedcentral.nih.gov/articlerender.fcgi?artid=4768940&tool=pmcentrez&rendertype=abstract.
28. Stephen Hodi F, Ballinger M, Lyons B, Soria JC, Nishino M, Tabernero J, et al. Immune-modified response evaluation criteria in solid tumors (imrecist): refining guidelines to assess the clinical benefit of cancer immunotherapy. J Clin Oncol. 2018;36(9):850-8.
29. Abdel-Rahman O. Nonconventional patterns of benefit of solid tumors treated with PD-(L)1 inhibitors: a systematic review. Immunotherapy. 2017;9(12):995-1004.
30. Okada H, Weller M, Huang R, Finocchiaro G, Gilbert MR, Wick W, et al. Immunotherapy response assessment in neuro-oncology: a report of the RANO working group. Lancet Oncol. 2015;16(15):e534-42.
31. Cheson BD, Ansell S, Schwartz L, Gordon LI, Advani R, Jacene HA, et al. Refinement of the Lugano classification lymphoma response criteria in the era of immunomodulatory therapy. Blood. 2016;128(21):2489-96.
32. Younes A, Hilden P, Coiffier B, Hagenbeek A, Salles G, Wilson W, et al. International Working Group consensus response evaluation criteria in lymphoma (RECIL 2017). Ann Oncol. 2017;28(7):1436-47.

第2部分

各类肿瘤中的应用

中枢神经系统肿瘤：PET/CT和磁共振评估疗效 3

Egesta Lopci，Angelo Castello

背景介绍

长期以来，中枢神经系统一直被认为是免疫豁免区，因此限制了免疫调节剂在脑肿瘤治疗中的应用[1-2]。总的来说，恶性胶质瘤，尤其是胶质母细胞瘤（glioblastoma，GBM），实际上被认为是免疫抑制最严重的肿瘤[3]。值得注意的是，GBM也是一种异质性肿瘤，突变负荷低，肿瘤浸润的淋巴细胞很少，因此易于免疫逃逸[4-7]。然而，这一概念被最近发现的中枢神经系统和免疫系统之间的相互作用所推翻[8-9]。这一过程的基础是血-脑屏障（blood-brain barrier，BBB）的破坏，这是恶性胶质瘤的典型特征，局部免疫细胞如星形胶质细胞、小胶质细胞、树突状细胞、肿瘤相关炎症和位于硬脑膜窦中的中枢神经系统相关淋巴管的存在，实现了脑脊液和淋巴系统之间的沟通[2, 9]。这些发现为恶性胶质瘤，特别是GBM的免疫治疗方案开辟了临床研究前景。

然而，免疫疗法对GBM的治疗并不是全新的。此前，已经有抗体介导药物、细胞免疫疗法和疫苗的研究[4, 10]。最近，鉴于免疫检查点抑制剂在其他肿瘤类型中取得了成功[11-16]，这些新药也被分析应用于中枢神经系统肿瘤。在动物模型上使用抗CTLA-4和抗PD-1/PD-L1治疗进行的初步临床前研究显示了令人鼓舞的结果[17-21]。

根据所使用的抗体和免疫染色方案的不同，PD-L1在新诊断的GBM中的表达从61%至88%不等[11, 22-23]。尽管表达率如此之高，但首次临床研究的成功率低于预期，且具有较高的免疫相关毒性[24-26]。这一课题仍在研究中，一些临床试验目前正在研究免疫检查点抑制剂与其他疗法（包括手术）联合的作用[4, 27]。

实体肿瘤在免疫调节机制下的反应评估已经随着时间的推移而调整，以符合临床要求和克服免疫治疗过程中与假性进展相关问题的需要。最初，为了更好地定义恶性胶质瘤[28]患者的治疗效果，2010年提出了RANO。随后，对低级别胶质瘤[29]和脑转移瘤[30]的RANO标准进行了完善。最近，RANO工作组提出了免疫治疗下胶质瘤反应标准的具体变化[31]。在保持对疾病稳定、部分缓解或完全缓解的相同定义的同时，iRANO的主要区别在于对不断增加或新出现的病变的管理，不再将新病变自动定义为疾病进展。特别是在免疫治疗后6个月内达到RANO进展标准，且神经功能没有新的或实质性恶化的患者，需要在3个月后的随访成像中确认影像学进展。然而，如果患者在开始免疫治疗后超过6个月出现影像学进展，则视为对治疗没有反应，应停止治疗。

尽管采用了适当的标准，但要确定哪些患者仍能从免疫治疗中获益，仍然是相当具有挑战性的，特别是因为上述3个月的窗口期并不是基于全面的临床证据。

在这一点上，正电子发射断层显像（positron emission tomography，PET）可以在新的治疗策略中发挥重要作用，特别是在鉴别真正疾病进展和假性进展方面。最近，PET-RANO工作组和EANO发表了PET成像在胶质瘤临床应用的具体建议[32]。随后，关于代谢和氨基酸PET图像采集的指南/标准也已经发布，取代了之前发表的关于胶质瘤成像[33]的指南。

接下来，将阐述一些收集到的典型及不典型的临床病例，以增强在免疫治疗过程中脑肿瘤PET成像发展潜力的信心。

病例1：假性进展

第一例临床病例为一名43岁女性，出现右侧部分运动危象、下肢无力和手部运动障碍。脑部CT检查发现了左额顶叶病变，随后经脑部磁共振成像（magnetic resonance imaging，MRI）证实。这一发现符合高级别胶质瘤。患者于2017年1月接受额部开颅手术切除病变。病理结果显示为胶质母细胞瘤（WHO Ⅳ级），异柠檬酸脱氢酶1/2野生型（IDH 1/2 WT），MIB-1 15%，O_6-甲基鸟嘌呤-DNA甲基转移酶（MGMT）甲基化（11%）。

手术后，患者同时接受左侧额部常规分割（总剂量60 Gy）加替莫唑胺的同步放化疗。由于肿瘤是MGMT甲基化的，该患者被认为符合Ⅲ期临床试验，联合使用纳武利尤单抗免疫治疗与常规治疗。在治疗和随后维持治疗期间，每3个月对患者进行一次MRI监测。

经过9个周期的纳武利尤单抗治疗后，患者在MRI上表现为病情进展（图3.1）。根据iRANO[31]，需要3个月后进行MRI扫描确认（图3.2）。进展部位得到证实，肿瘤病灶病理出现进展。

尽管疑似有影像学进展，患者仍能保持纳武利尤单抗的临床获益。因此，需要用^{11}C-蛋氨酸PET（图3.3和图3.4）进行功能成像以确认进展。^{11}C-蛋氨酸PET的结果显示，在强化的病灶前部有一些非常轻微的示踪剂摄取。相反，在病变的后部区域显示了强烈的局灶性摄取，与进展性部位一致。MRI上其余强化区域显示与背景相似的摄取，与假性进展一致。

为了完成成像，我们还采集了灌注MRI（图3.5）。采集的结果与^{11}C-蛋氨酸PET的结果相似，后部区域与恶性肿瘤一致，而前部强化区域最有可能是假性进展。

在多学科团队（multidisciplinary team，MDT）讨论后，考虑到病变的综合性质和持续的临床益处，患者继续使用纳武利尤单抗20个周期，获得了额外6个月临床益处。

小结：在免疫治疗过程中，功能成像有助于鉴别GBM的肿瘤进展和假性进展。如果临床获益持续，但影像学证实进展，^{11}C-蛋氨酸PET显像能帮助选择最有可能在疾病进展后继续获益的患者。

病例2：疫苗早期应答

第二例临床病例为一名患有右颞顶叶GBM的69岁女性。术后72小时MRI扫描证实已切除病灶。该患者参与了一项Ⅰ期试验，注射了6种胶质瘤干细胞（glioma stem cells，GSC）负载的自体树突状细胞（dendritic cells，DC）疫苗。患者行^{11}C-蛋氨酸PET基线检查，显示围手术期组织中存在弥漫性和强烈的示踪剂积聚。随后的影像是在负载GSC的DC疫苗前3个周期之后进行的（图3.6）。颞顶叶大部分残留肿瘤已消退，恶性组织核心区变为坏死空洞（星号）。另外，原始病变边缘之外的前缘（图3.7）有所进展。

考虑到肿瘤中央显著消退，患者额外接受了两次疫苗接种，并在两个月后再次接受扫描（图3.8）。肿瘤进展得到证实。

小结：用^{11}C-蛋氨酸PET/CT可以检测到GSC负载的DC疫苗的应答。根据iRANO标准，与其他类型的免疫疗法类似，进展后再停药。

病例3：疾病进展

第三例临床病例为一名患有左侧颞叶基底细胞瘤的61岁男性，最初接受了肿瘤全切除（图3.9和图3.10）。该患者参与了与前一个病例相同的Ⅰ期试验，并在基线和3个周期的GSC负载DC疫苗后进行了^{11}C-蛋氨酸PET扫描。第2次扫描时，颞区微小肿瘤残留病灶已经显著进展，包括左侧基底节和岛叶区（箭头）。原来的手术腔几乎完全被病理组织填满（图3.10）。患者临床情况的恶化与影像学上肿瘤的进展相一致。从治疗开始算起，患者的总生存期为6.5个月。

小结：即使在完全手术切除的情况下，^{11}C-

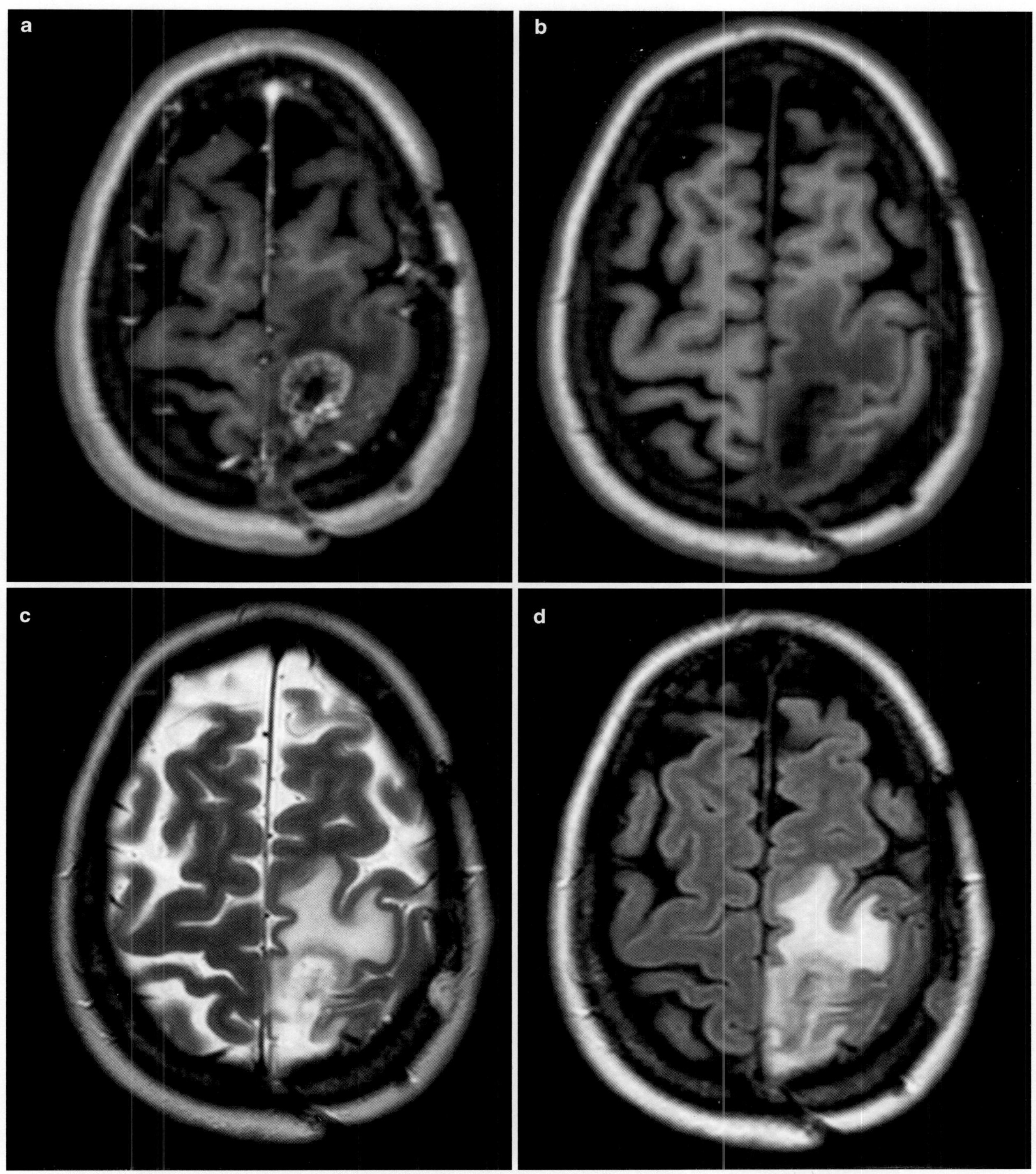

图3.1　分别显示9个周期纳武利尤单抗后在MRI钆增强序列（a）、T_1加权序列（b）、T_2加权序列（c）和液体抑制反转恢复序列（FLAIR，d）上的结果。扫描显示额部靶区的钆增强表现（不包括空洞和假性囊肿的单个病灶，最大可测大小为24 mm×19 mm，前次扫描为18 mm×18 mm）

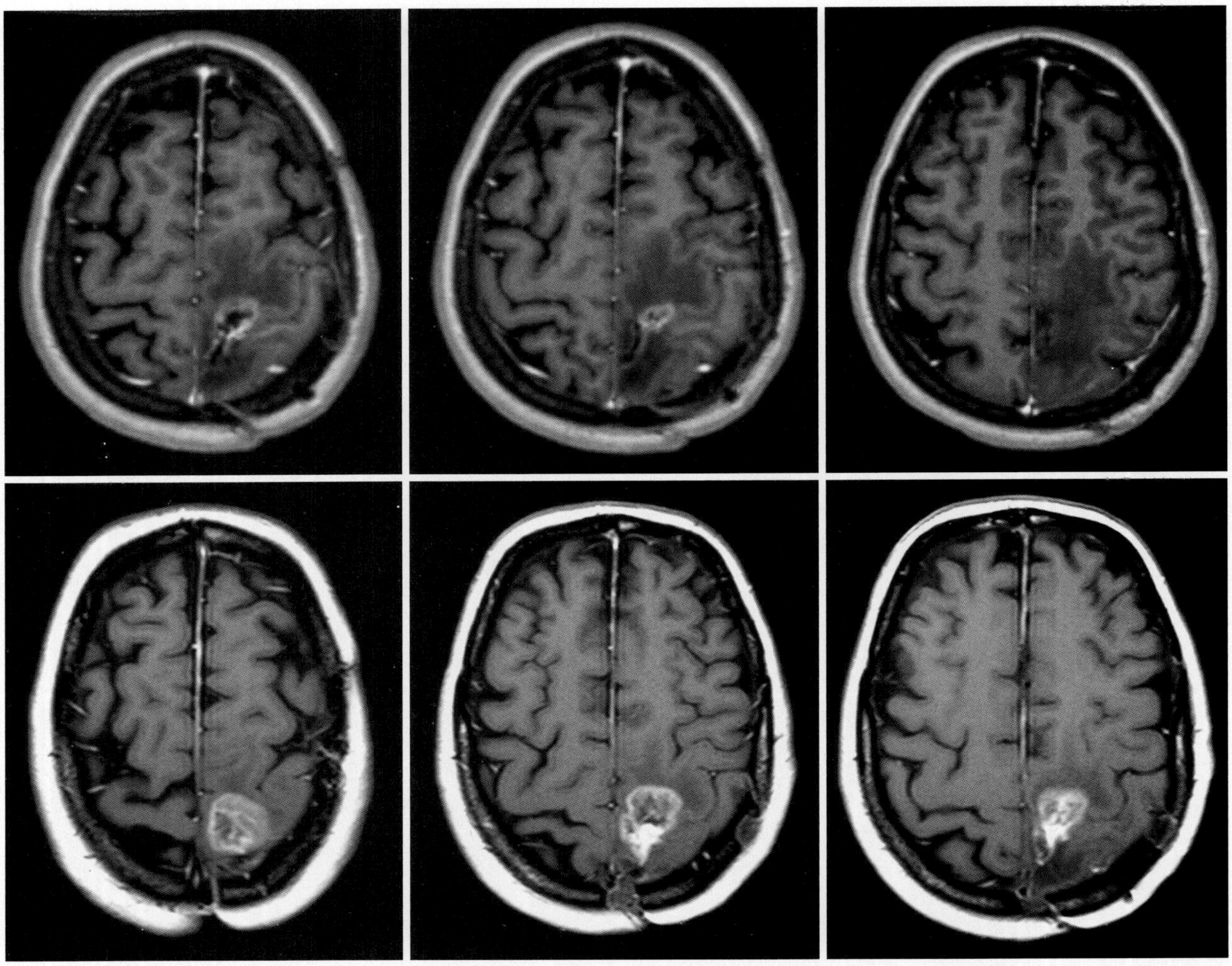

图3.2 纳武利尤单抗9个周期（上图）和3个月后（下图）钆MRI序列的比较。强化区域的大小和强度在整个额叶病变周边都有所增加

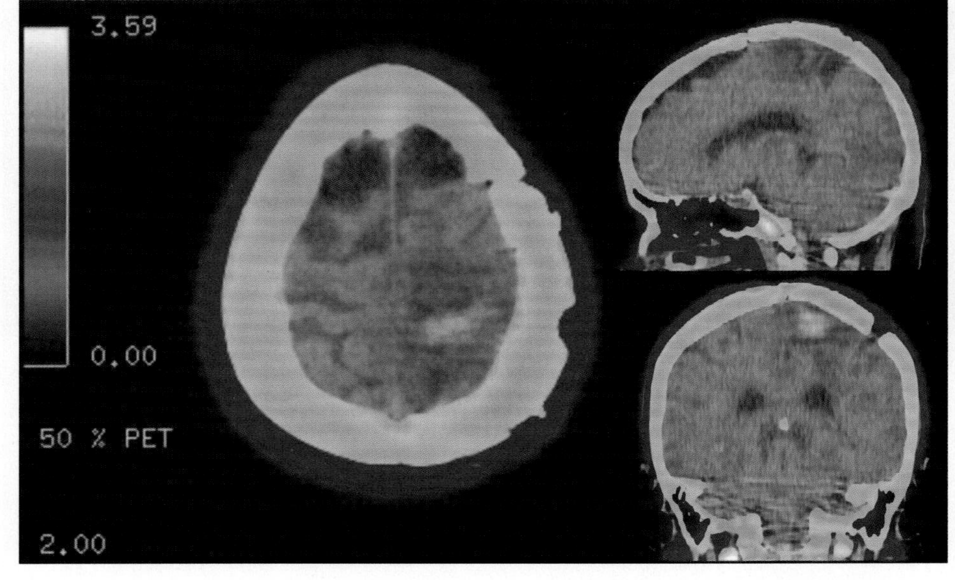

图3.3 额部病灶^{11}C-蛋氨酸PET的轴位、矢状位和冠状位显示，强化区域的前部示踪剂摄取微弱，略高于背景［最大标准摄取值（SUV_{max}）2.5前位；背景1.7］；相反，在后部有一些灶性摄取（SUV_{max} 3.4）

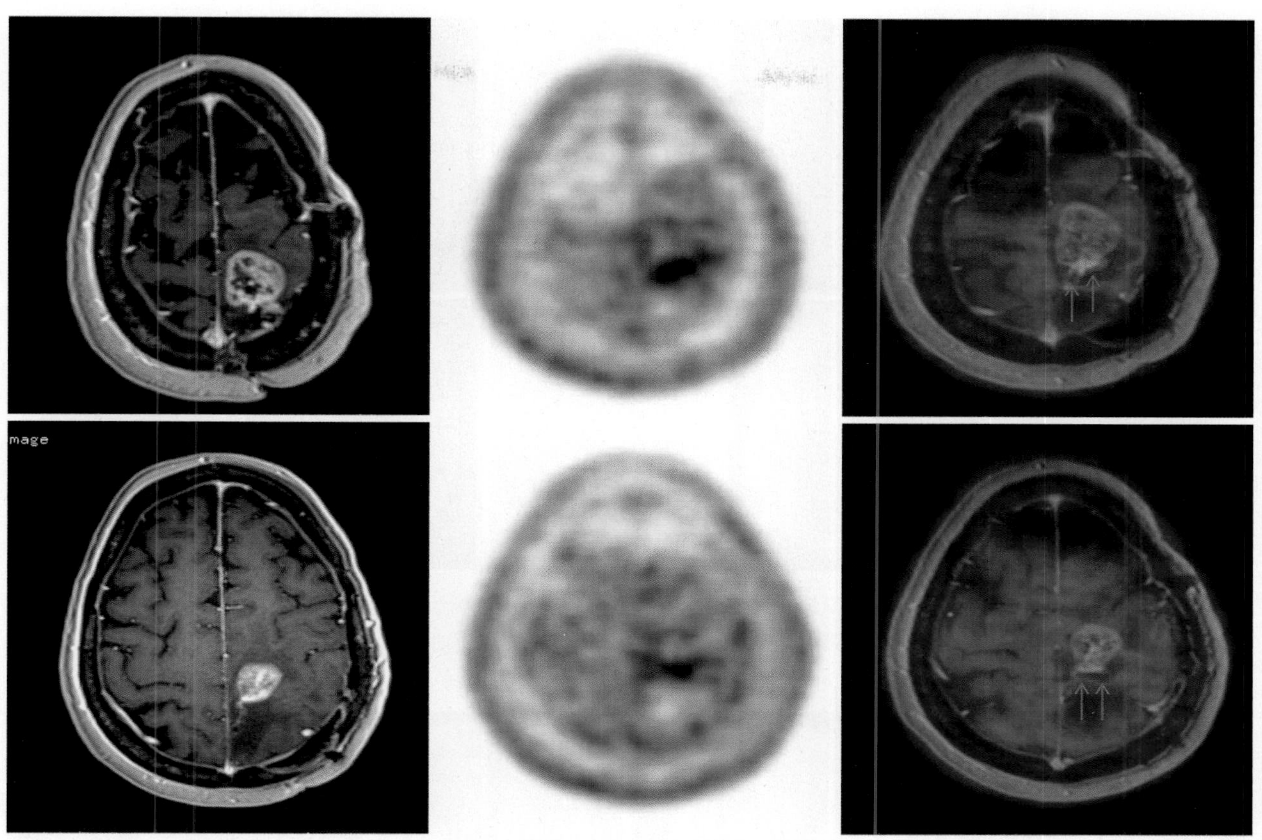

图3.4 左侧额叶病变的MRI、^{11}C-蛋氨酸和PET/MRI融合轴位图像。注意在MRI上显示较高强化的后方组织的病灶摄取（箭头）的对应关系

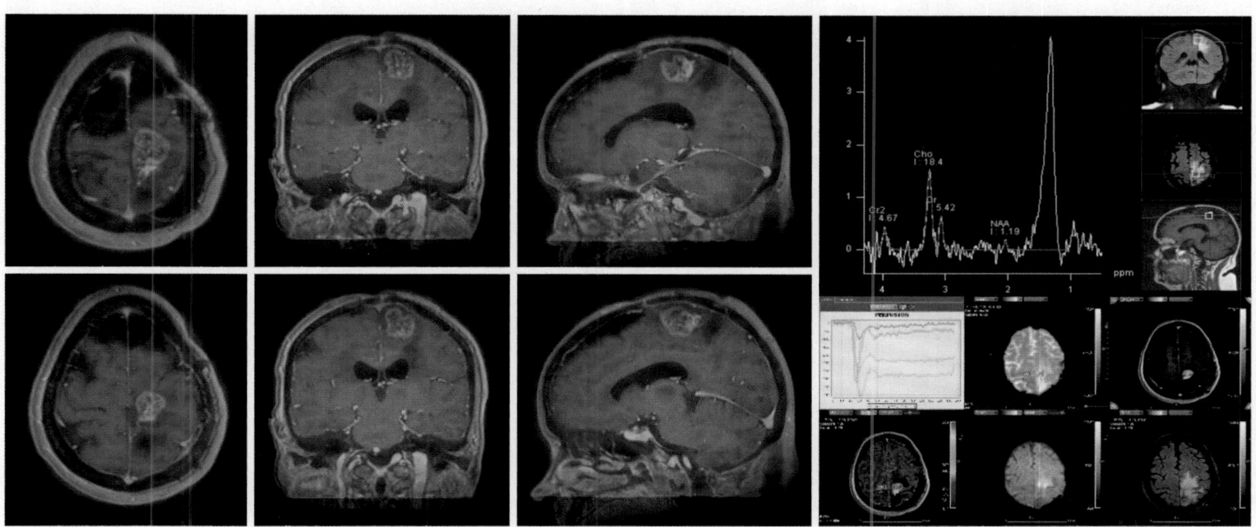

图3.5 PET/MRI融合图像（左图：横断面、冠状面和矢状面）与MRI序列上的灌注和光谱（右图）的比较。应用Olea Sphere分析软件进行灌注研究，结果表明，将ROI定位在对比剂灌注的不同区域，病变的前部区域相对脑血容量（rCBV）值为0.26，后部区域为3.43，这一异质性改变可分别归因于放射性坏死和肿瘤残留/复发。根据灌注数据，用单体素技术进行的光谱研究显示，将ROI置于病变的后部区域，显示其Cho值增加，膜周转率增加，NAA减少

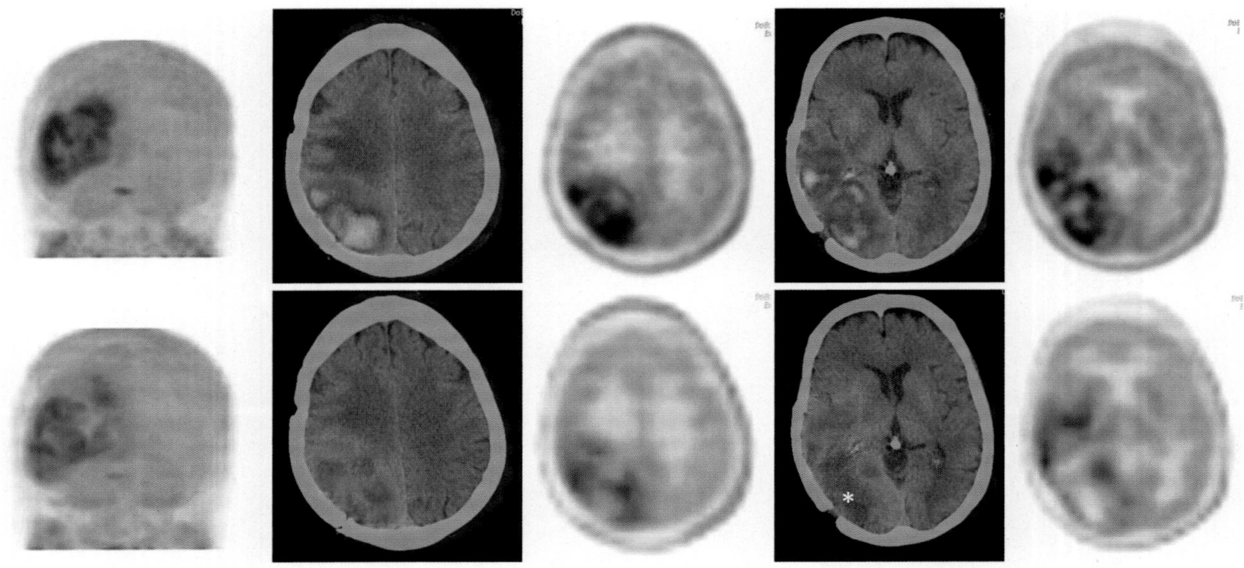

图 3.6 三次疫苗接种前后患者的[11]C-蛋氨酸PET/CT显像比较。总体而言，病灶的摄取和延伸已经减少（SUV_{max} 5.8；以前SUV_{max} 6.8），同时病灶的中心核心已经消失。相反，坏死腔周围的组织更多地延伸（新进展前缘SUV_{max} 5.5；箭头）

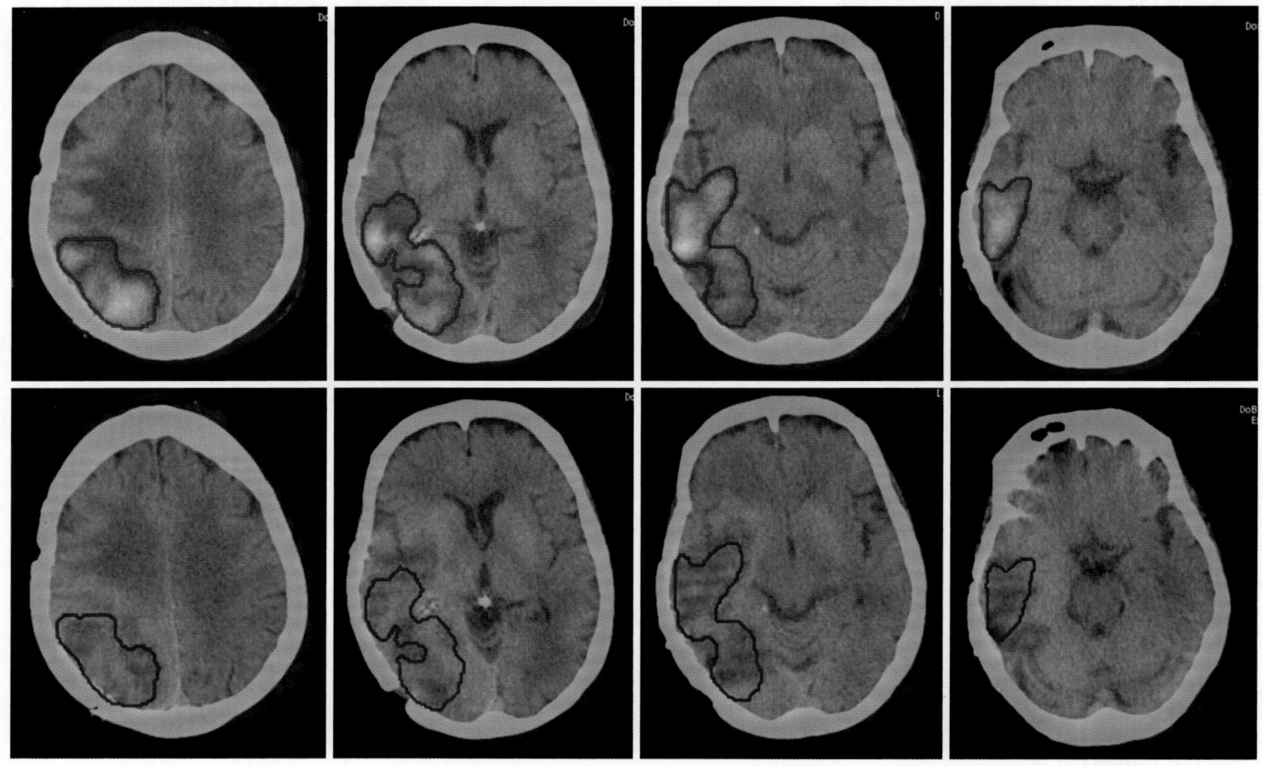

图 3.7 直接比较基线时肿瘤边缘（上图）和3个周期后肿瘤范围（下图）。值得注意的是，尽管有明显的中央坏死，但在疗效评估时，划定原始肿瘤边缘的红线并不能覆盖整个肿瘤范围

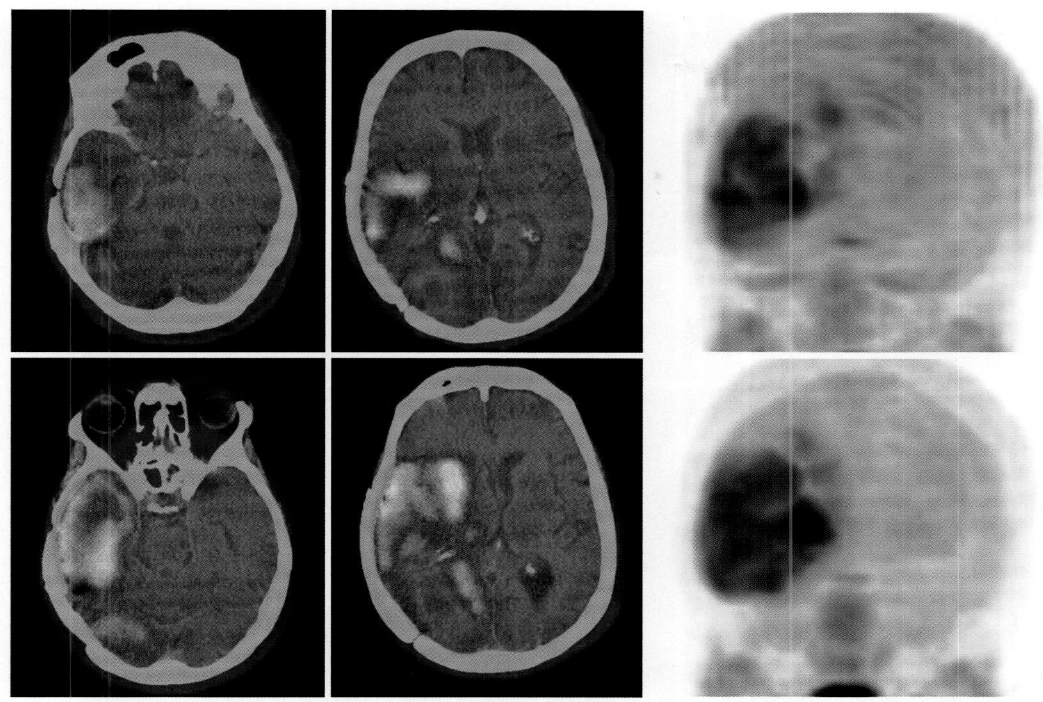

图3.8 第二次扫描（上图）和第三次扫描（下图）在两个多周期的疫苗接种后的比较。在第二次扫描中记录的最初进展前沿在大小和摄取方面进一步增加（SUV_{max}8.2；之前5.8）

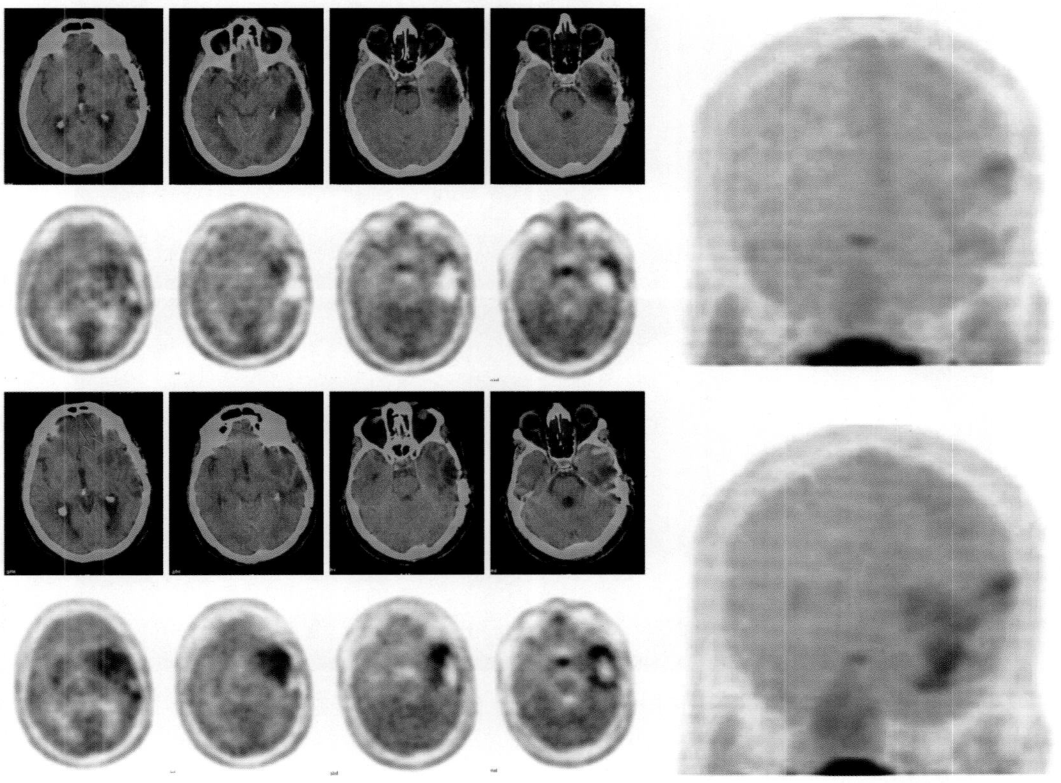

图3.9 基线（上图）和3个周期的疫苗接种后（下图）^{11}C-蛋氨酸PET/CT图像的比较。在轴位图的右侧显示了相应扫描的最大密度投影（maximum intensity projection，MIP）图像。注意病变区域显著增加，从左侧颞岛区（箭头）延伸至基底节

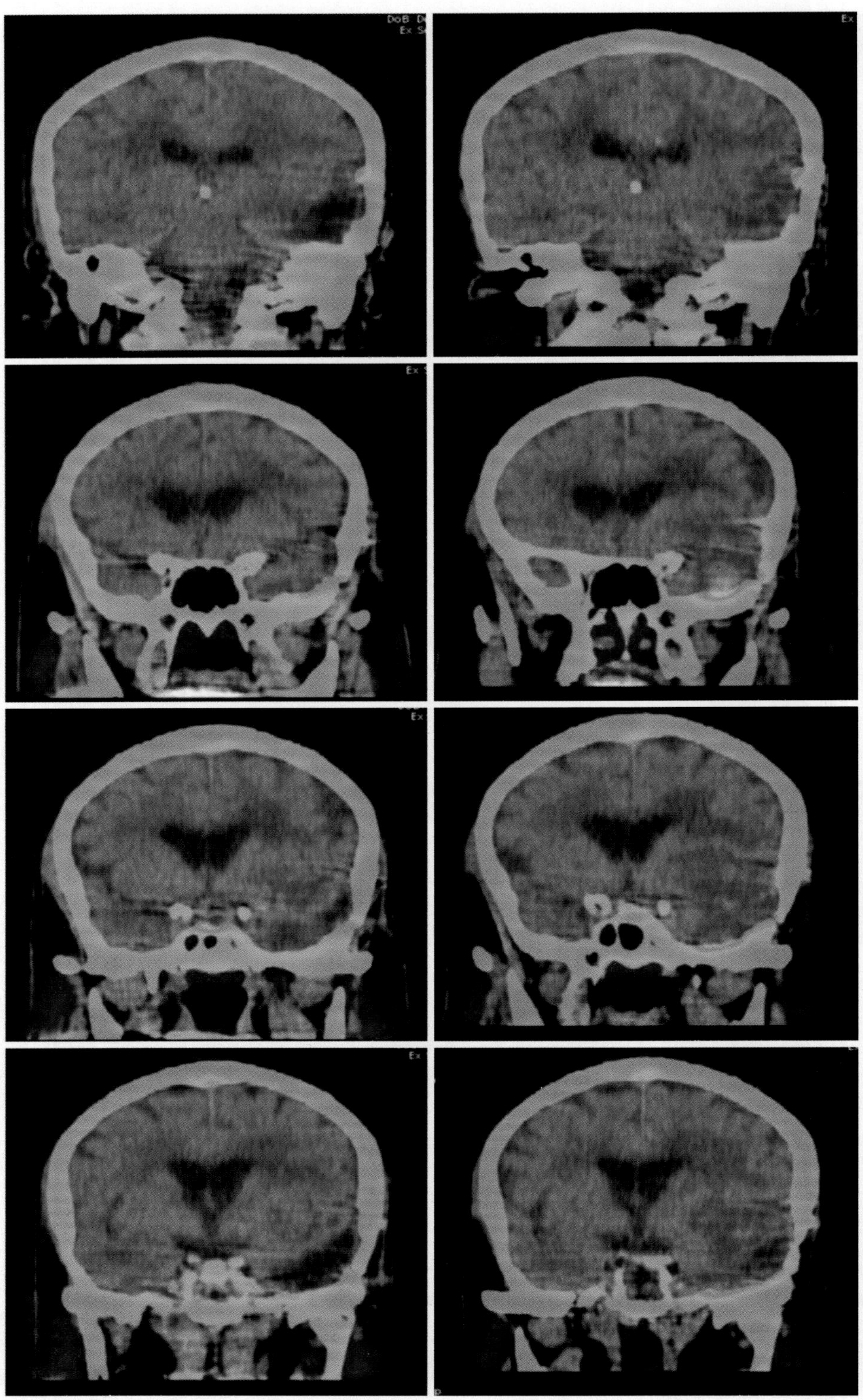

图3.10 基线（左图）和3个周期的疫苗接种后（右图）^{11}C-蛋氨酸PET/CT扫描的冠状面。这是一例临床上恶化的真正的疾病进展

蛋氨酸PET/CT也可以检测到残留肿瘤组织的存在。在目前的病例中，DC疫苗免疫治疗过程中疾病的早期进展可能预示着患者预后不良。

病例4：疾病稳定

第四例临床病例为一名患有右额颞叶基底细胞瘤的56岁男性，进行了大体肿瘤切除术。患者参加了与前一个病例相同的Ⅰ期试验，并在基线和3个周期的GSC负载DC疫苗后进行了^{11}C-蛋氨酸PET扫描。额颞区可见中度肿瘤残留，总体稳定（图3.11）。相反，随着手术腔的扩大，肿瘤的形态发生了变化。患者完成了5个疫苗周期，从治疗开始后又存活了11个月。

小结：尽管形态发生了变化，^{11}C-蛋氨酸PET仍能显示出疾病稳定，可以继续治疗，给患者带来临床益处。

病例5：脑转移假进展

第五例临床病例为一名患有表皮生长因子受体（epidermal growth factor receptor，EGFR） 基因突变的肺腺癌、多发脑转移的58岁女性。患者最初接受厄洛替尼靶向治疗（抗EGFR治疗），并接受左侧顶枕部病变的放射治疗。由于脑部病变得到了很好的控制，胸部残留病灶得以接受放射治疗，使疾病得到了初步缓解。随后，患者病情复发，需要进一步治疗。在多区域出现第二次疾病进展后，患者接受了Ⅱ期临床试验，使用阿维鲁单抗（抗PD-L1）作为免疫治疗药物。

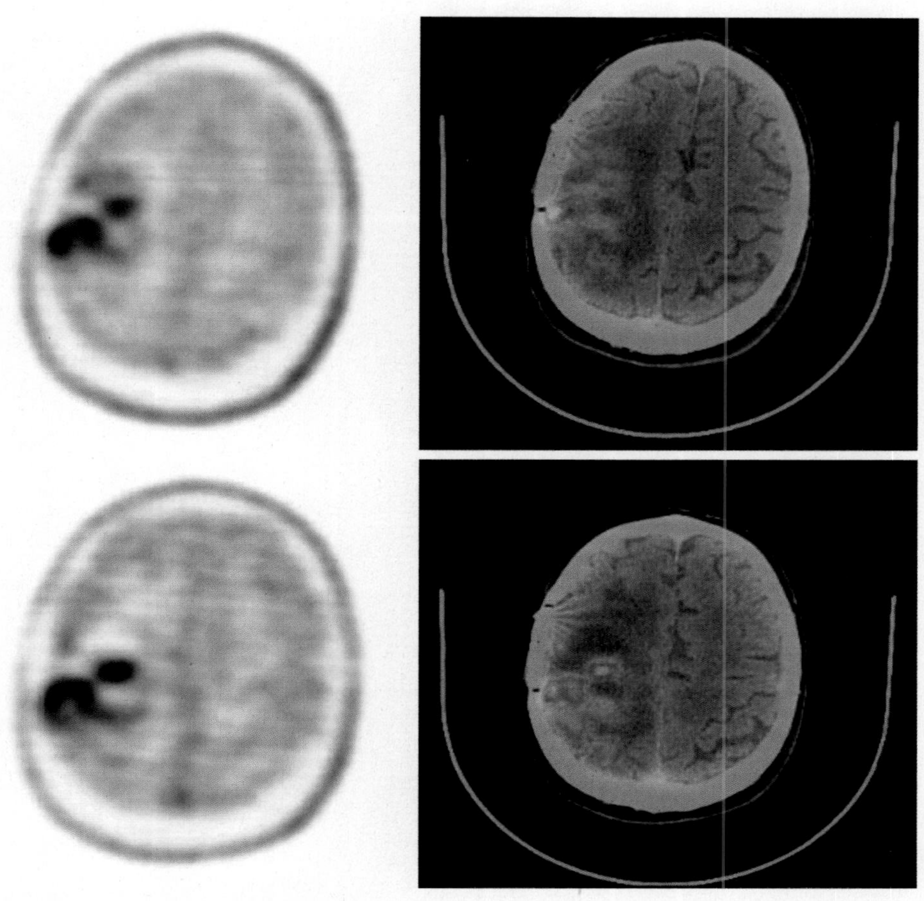

图3.11 比较基线（上图）和3个周期的疫苗接种后（下图）^{11}C-蛋氨酸的PET/CT扫描，病变情况总体稳定（SUV_{max} 8.3，背景1.4；上一次扫描SUV_{max}7.7，背景1.1）

在新的治疗方案中，患者的肿瘤病灶完全消退，而MRI显示脑转移进展（图3.12和图3.13）。同时，患者接受了[11]C-蛋氨酸PET/CT评估，以排除大脑中活动性肿瘤的存在（图3.14）。考虑到颅外病灶的良好反应，尽管PET结果良好，患者还是接受了帕博利珠单抗（抗PD-1）的免疫治疗。[11]C-蛋氨酸PET疾病监测证实原发转移部位的肿瘤有所缓解（图3.15），但是有证据表明小脑出现新的可疑病变。

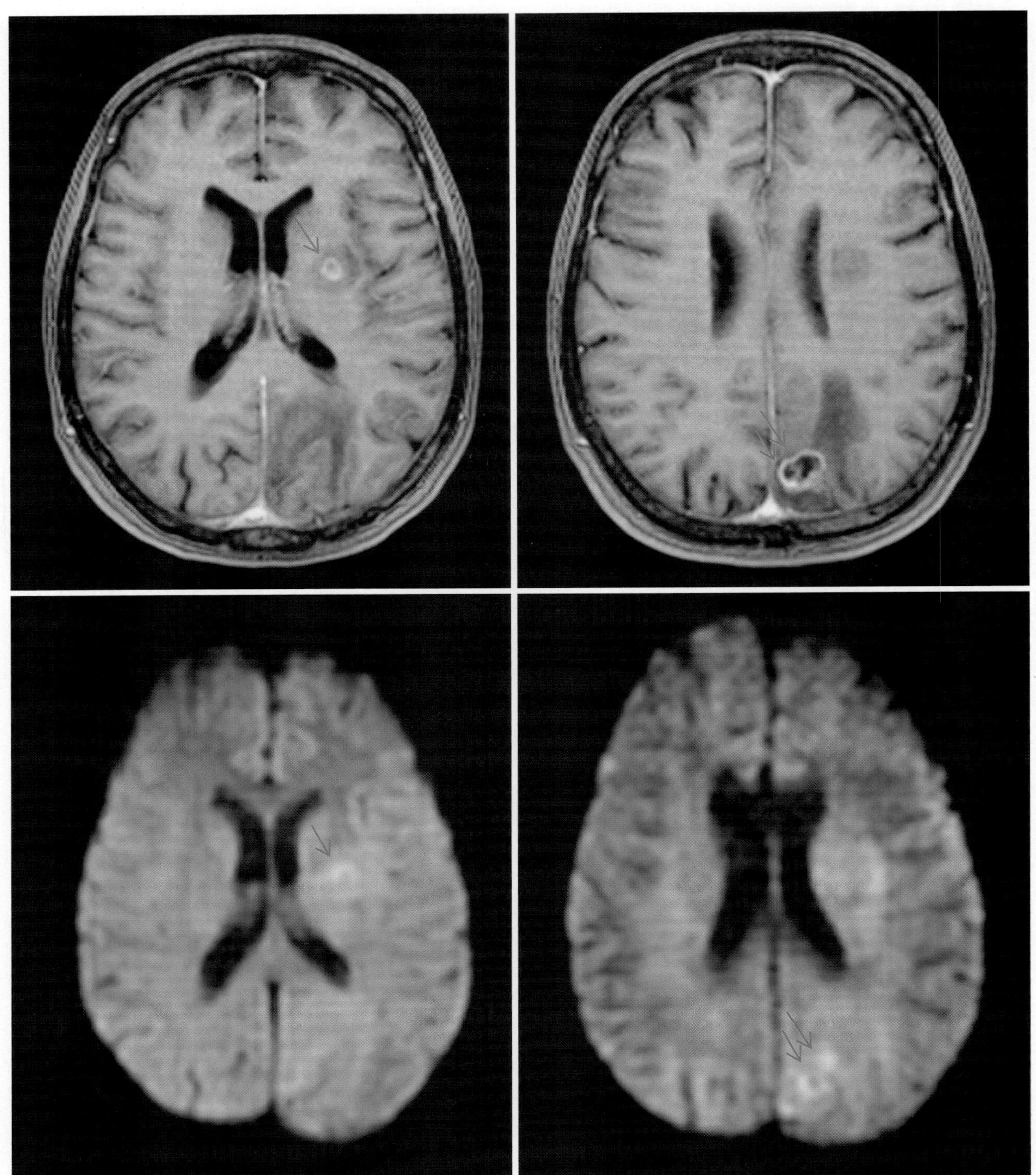

图3.12 MRI显示左侧壳核和内侧顶叶区域的病变（箭头）。上图显示两个病灶的钆强化边缘，而下图显示弥散加权图像（diffusion-weighted images，DWI）上可见的信号

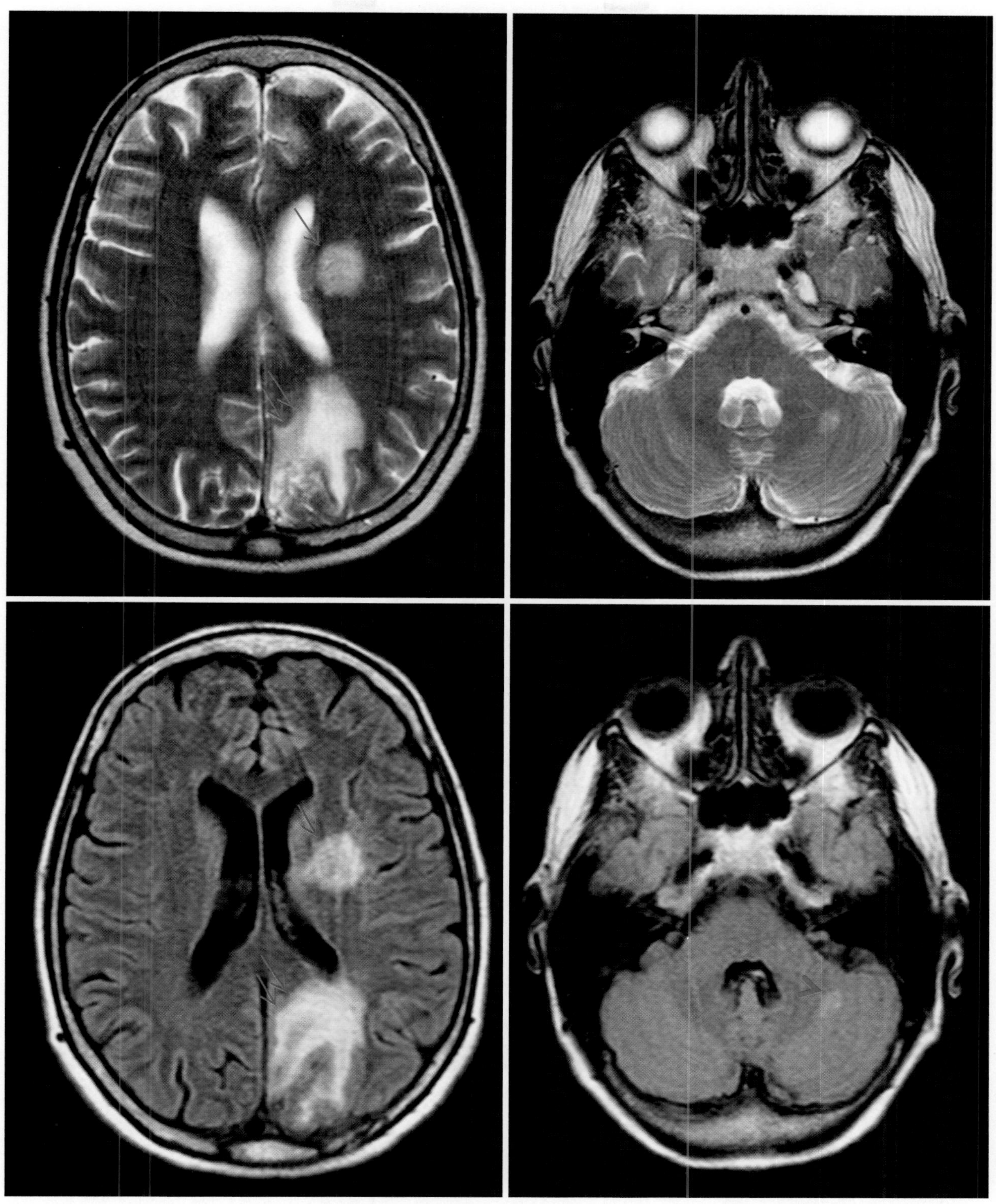

图3.13 左侧核团、顶叶和小脑病变（箭头）T_2加权像（上图）和FLAIR MRI图（下图）上病变的表现

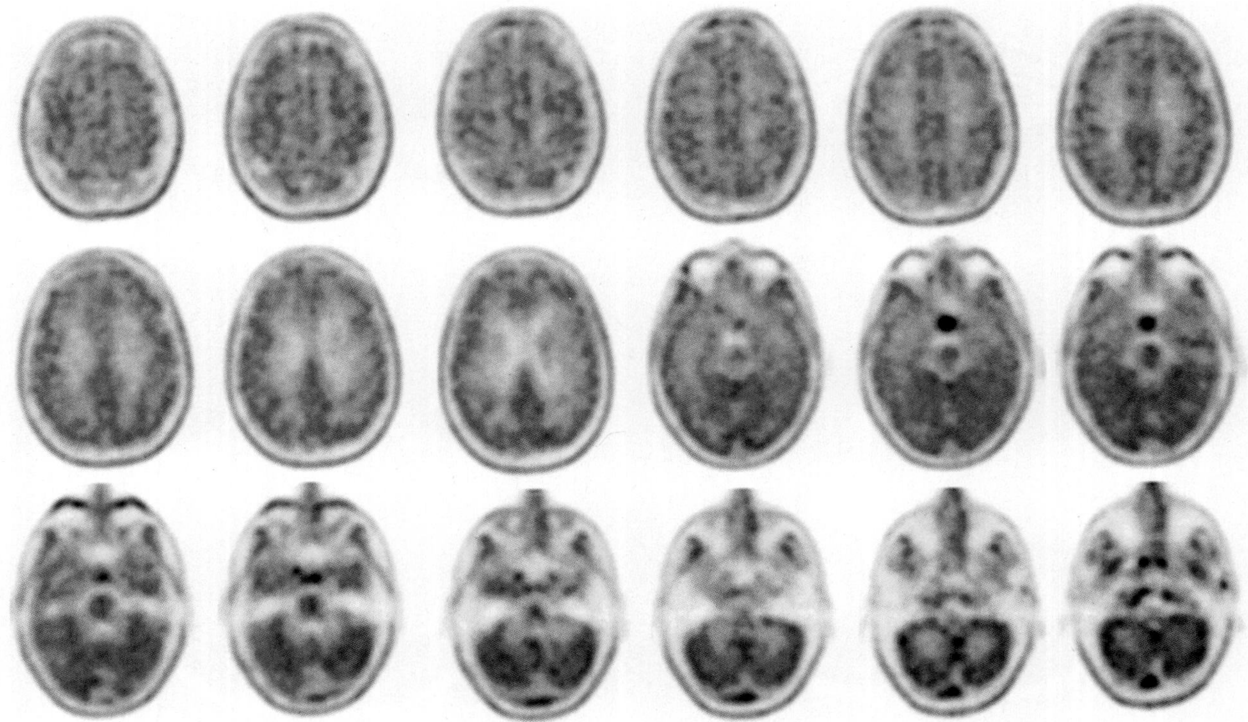

图3.14 患者 ^{11}C-蛋氨酸PET扫描轴位图显示MRI上描述的任何病变均未发现有示踪剂病理性摄取

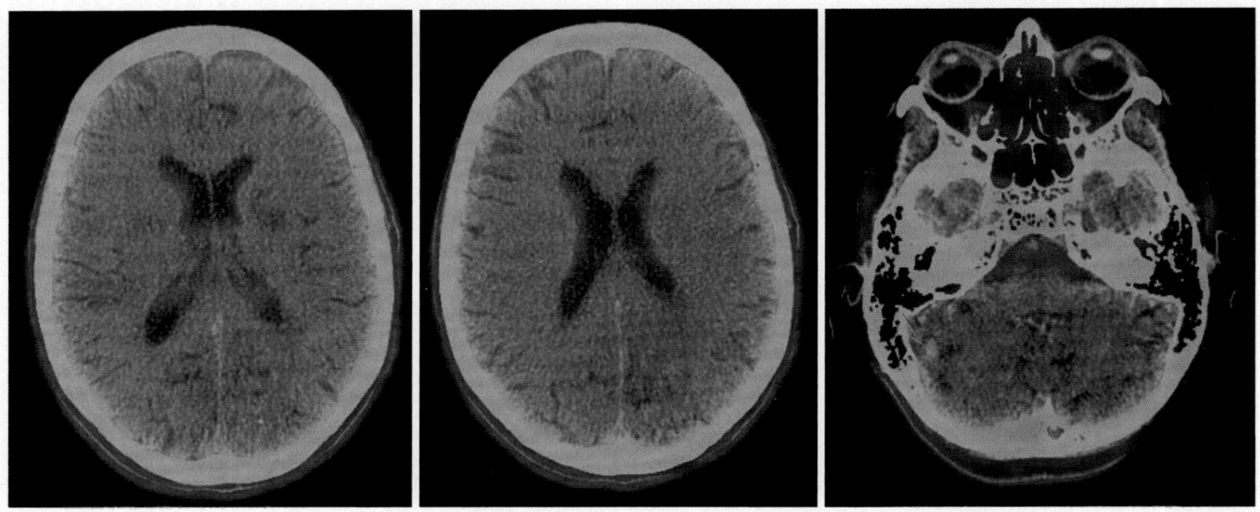

图3.15 6个月后进行的 ^{11}C-蛋氨酸PET扫描证实左侧核区、顶区和小脑没有病理性摄取。然而，在右侧小脑可以看到一个新的可疑病变（SUV_{max} 2.2；对侧1.4）（箭头）

小结：据报道，免疫检查点抑制剂单药或联合免疫治疗，对脑转移瘤的应答率为20%～55%[3]。PET代谢信息也有助于在临床中区分应答者和无应答者。与其他情况相似，PET成像能够在免疫治疗过程中区分与治疗相关的变化和转移复发/持续。

病例6：脑膜癌病

第六例临床病例为一名58岁男性，由于出现眩晕伴呕吐和大汗淋漓而进入急诊室。住院期间，患者因颈部屈伸运动引起恶心、头晕、昏厥和颈椎痛的症状。当时进行的脑部和颈椎MRI显示，在软脑膜水平有钆增强的证据（图3.16和图3.17）。对这些意义不明确的发现，需要进行腰椎穿刺，但结果也不明确。患者既往有膀胱尿路上皮癌病史，3年前接受过6个周期的化疗和帕博利珠单抗免疫治疗。患者的病情已完全缓解，在出现脑部症状时进行随访。胸腹CT和全身^{18}F-氟代脱氧葡萄糖（^{18}F-FDG）PET/CT被用来排除疾病复发的可能性。它们的图像都显示检查区域没有恶性肿瘤的迹象。然而，在专用的脑PET采集的图像中，室管膜和神经结构显示示踪剂摄取异常增加（图3.18）。患者最终诊断为脑膜癌病，并在2个月内死亡。

软脑膜癌病是一种罕见的疾病，有1%～8%的实体瘤患者被诊断为预后极差，尤其是弥漫性转移瘤的病例中。它是由于癌细胞通过脑脊液（cerebrospinal fluid，CSF）播撒到中枢神经系统的结果。脑膜癌病是由临床症状提示的，确诊主要通过直接的脑脊液检查和MRI等影像学检查。预后通常很差。

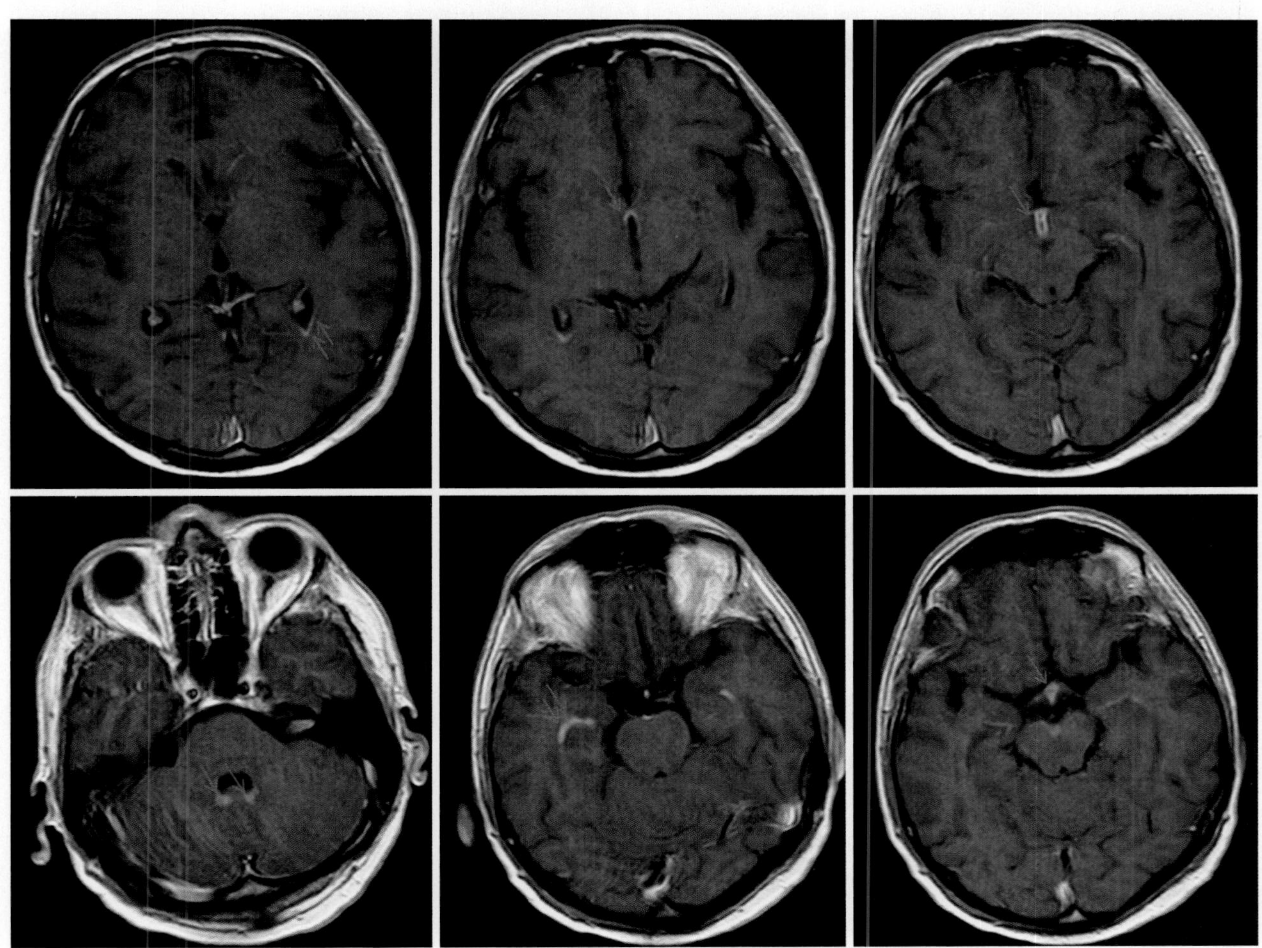

图3.16 颅脑MRI序列轴位图显示脑膜（箭头）和血管结构轻度弥漫性强化。没有其他异常情况

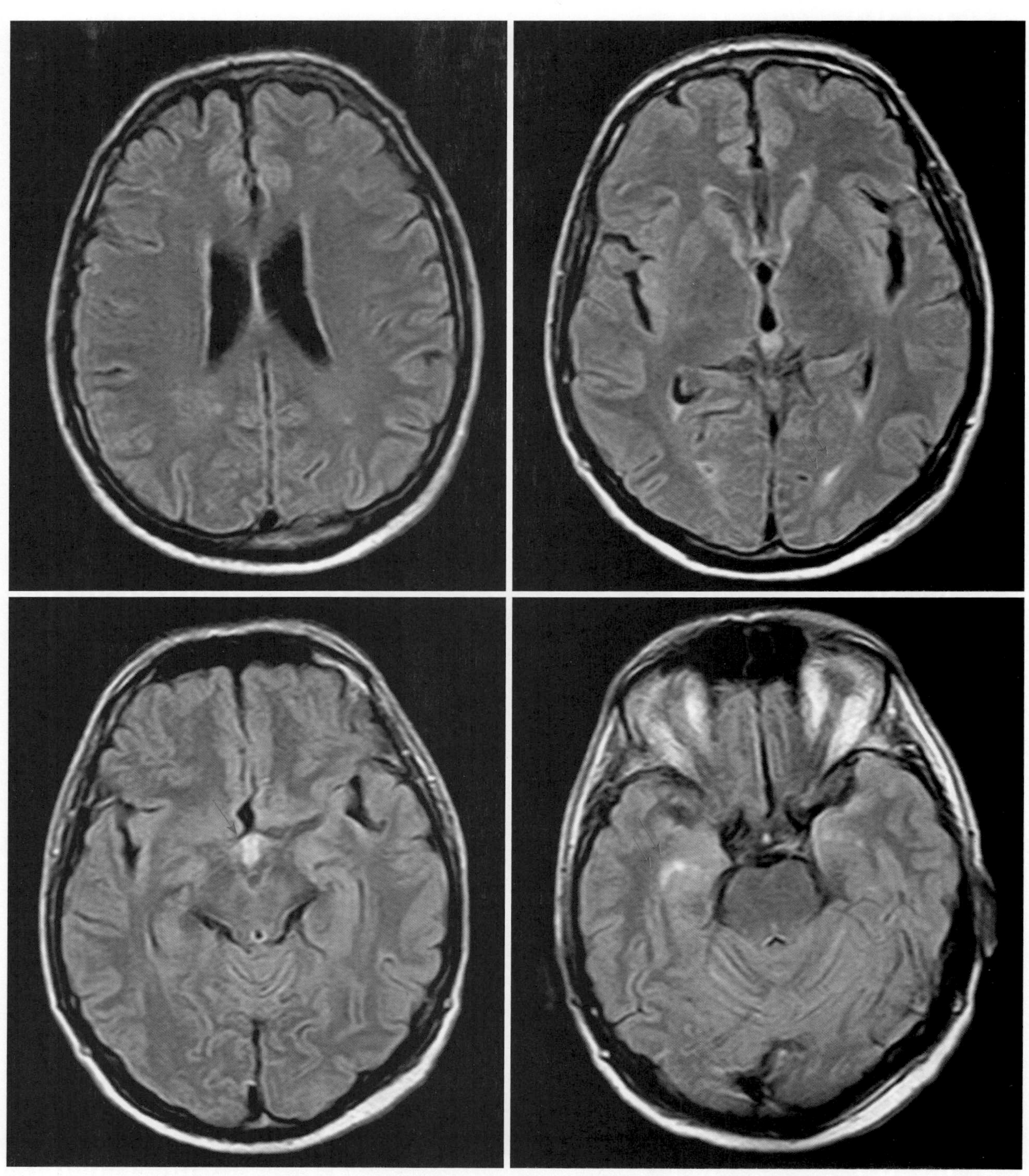

图3.17 患者的FLAIR MRI图像显示脑膜和室管膜结构上的信号改变（箭头）

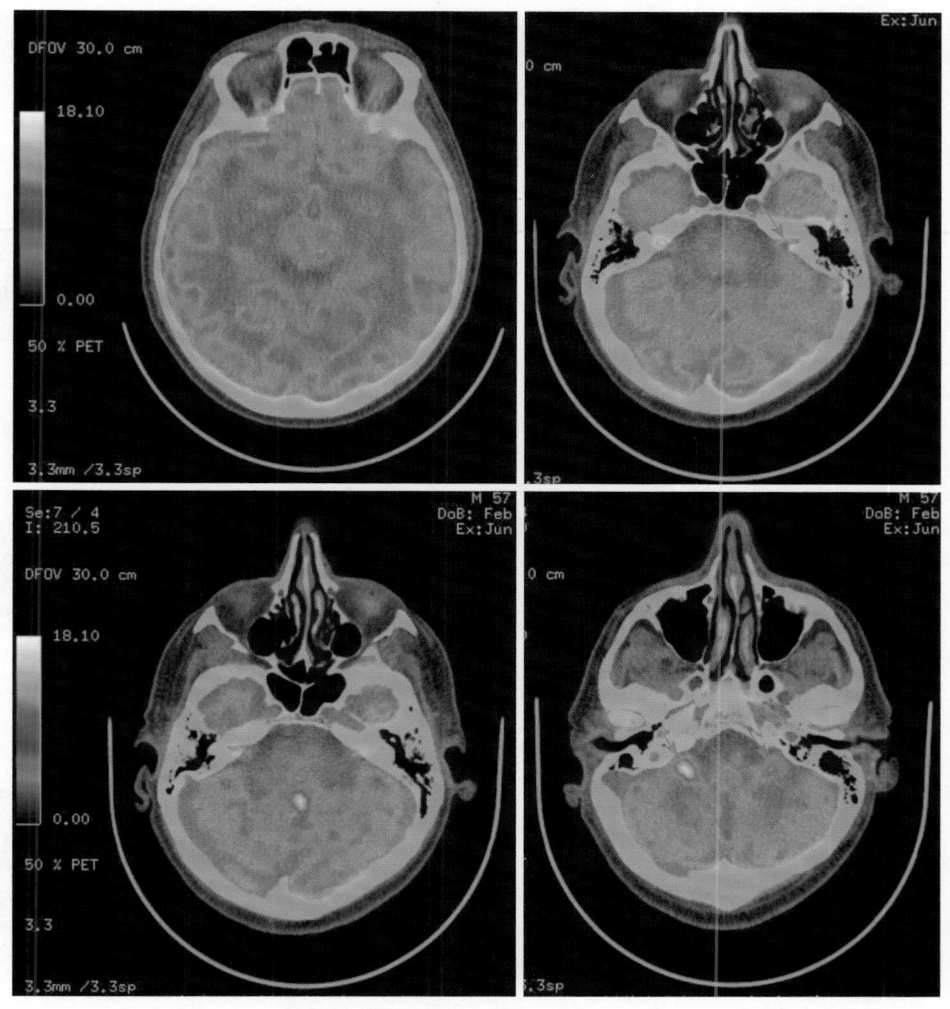

图3.18 PET脑部FDG显像示室管膜神经和前庭耳蜗神经摄取增加（箭头）（SUV_{max} 18.6；正常12）

小结：在高达45%的脑膜癌病患者中，脑脊液检查可能无法确定恶性细胞的存在。尽管从临床和影像学（MRI和PET）获得的综合数据可以提高明确诊断的信心，重复检查可能会有帮助。

（王金华 宋 伟 译）

参考文献

1. Barker CF, Billingham RE. Immunologically privileged sites. Adv Immunol. 1977;25:1-54.
2. Simonelli M, Persico P, Perrino M, Zucali PA, Navarria P, Pessina F, Scorsetti M, Bello L, Santoro A. Checkpoint inhibitors as treatment for malignant gliomas: "a long way to the top". Cancer Treat Rev. 2018;69:121-31.
3. Kamath SD, Kumthekar PU. Immune checkpoint inhibitors for the treatment of central nervous system (CNS) metastatic disease. Front Oncol. 2018;8:414. https://doi.org/10.3389/fonc.2018.00414. eCollection 2018.
4. McGranahan T, Therkelsen KE, Ahmad S, Nagpal S. Current state of immunotherapy for treatment of glioblastoma. Curr Treat Options Oncol. 2019;20(3):24. https://doi.org/10.1007/s11864-019-0619-4.
5. Patel AP, Tirosh I, Trombetta JJ, et al. Single-cell RNAseq highlights intratumoral heterogeneity in primary glioblastoma. Science (New York, NY). 2014;344:1396-401.
6. Cristescu R, Mogg R, Ayers M, et al. Pan-tumor genomic biomarkers for PD-1 checkpoint blockade-based immunotherapy. Science (New York, NY). 2018;362.
7. Thorsson V, Gibbs DL, Brown SD, Wolf D, Bortone DS, Ou Yang TH, et al. The immune landscape of cancer. Immunity. 2018;48:812-30.e14.
8. Carson MJ, Doose JM, Melchior B, Schmid CD, Ploix

CC. CNS immune privilege: hiding in plain sight. Immunol Rev. 2006;213:48-65.
9. Louveau A, Smirnov I, Keyes TJ, Eccles JD, Rouhani SJ, Peske JD, et al. Structural and functional features of central nervous system lymphatic vessels. Nature. 2015;523(7560):337-41.
10. McGranahan T, Li G, Nagpal S. History and current state of immunotherapy in glioma and brain metastasis. Ther Adva Med Oncol. 2017;9:347-68.
11. Caccese M, Indraccolo S, Zagonel V, Lombardi G. PD-1/PD-L1 immune-checkpoint inhibitors in glioblastoma: a concise review. Crit Rev Oncol Hematol. 2019;135:128-34.
12. Weber JS, D'Angelo SP, Minor D, et al. Nivolumab versus chemotherapy in patients with advanced melanoma who progressed after anti-CTLA-4 treatment (CheckMate 037): a randomised, controlled, open-label, phase 3 trial. Lancet Oncol. 2015;16(4):375-84.
13. Larkin J, Chiarion-Sileni V, Gonzalez R, et al. Combined nivolumab and ipilimumab or monotherapy in untreated melanoma. N Engl J Med. 2015;373(1):23-34.
14. Brahmer J, Reckamp KL, Baas P, et al. Nivolumab versus docetaxel in advanced squamous-cell non-small-cell lung cancer. N Engl J Med. 2015;373(2):123-35.
15. Motzer RJ, Escudier B, McDermott DF, et al. Nivolumab versus everolimus in advanced renal-cell carcinoma. N Engl J Med. 2015;373(19):1803-13.
16. Reck M, Rodriguez-Abreu D, Robinson AG, et al. Pembrolizumab versus chemotherapy for PD-L1-positive non-small-cell lung cancer. N Engl J Med. 2016;375(19):1823-33.
17. Fecci PE, Ochiai H, Mitchell DA, et al. Systemic CTLA-4 blockade ameliorates glioma-induced changes to the $CD4^+$ T cell compartment without affecting regulatory T-cell function. Clin Cancer Res. 2007;13:2158-67.
18. Zeng J, See AP, Phallen J, Jackson CM, Belcaid Z, Ruzevick J, et al. Anti-PD-1 blockade and stereotactic radiation produce long-term survival in mice with intracranial gliomas. Int J Radiat Oncol Biol Phys. 2013;86(2):343-9.
19. Wainwright DA, Chang AL, Dey M, Balyasnikova Ⅳ, Kim CK, Tobias A, et al. Durable therapeutic efficacy utilizing combinatorial blockade against IDO, CTLA-4, and PD-L1 in mice with brain tumors. Clin Cancer Res. 2014;20:5290-301.
20. Reardon DA, Gokhale PC, Klein SR, et al. Glioblastoma Eradication Following Immune Checkpoint Blockade in an Orthotopic, Immunocompetent Model. Cancer Immunol Res. 2016;4:124-35.
21. Kim JE, Patel MA, Mangraviti A, et al. Combination Therapy with anti-PD-1, anti-TIM-3, and Focal Radiation Results in Regression of Murine Gliomas. Clin Cancer Res. 2017;23(1):124-36.
22. Berghoff AS, Kiesel B, Widhalm G, et al. Programmed death ligand 1 expression and tumor-infiltrating lymphocytes in glioblastoma. Neuro Oncol. 2015;17(8):1064-75.
23. Nduom EK, Wei J, Yaghi NK, et al. PD-L1 expression and prognostic impact in glioblastoma. Neuro Oncol. 2016;18(2):195-205.
24. Reardon D, Omuro A, Brandes A, et al. OS10.3 randomized phase 3 study evaluating the efficacy and safety of nivolumab vs bevacizumab in patients with recurrent glioblastoma: CheckMate 143. Pheonix: Society for Neuro Oncology; 2017.
25. Omuro A, Vlahovic G, Lim M, et al. Nivolumab with or without ipilimumab in patients with recurrent glioblastoma: results from exploratory phase Ⅰ cohorts of CheckMate 143. Neuro-Oncology. 2018;20:674-86.
26. Reiss SN, Yerram P, Modelevsky L, Grommes C. Retrospective review of safety and efficacy of programmed cell death-1 inhibitors in refractory high grade gliomas. J Immunother Cancer. 2017;5:99.
27. Prins RMA, Orpilla J, Lee A, et al. Neoadjuvant anti-PD-1 immunotherapy promotes intratumoral and systemic immune responses in recurrent glioblastoma: an Ivy Consortium trial. New Orleans: Society for Neuro Oncology; 2018.
28. Wen PY, Macdonald DR, Reardon DA, et al. Updated response assessment criteria for high-grade gliomas: response assessment in neuro-oncology working group. J Clin Oncol. 2010;28:1963-72.
29. van den Bent M, Wefel J, Schiff D, et al. Response assessment in neuro-oncology (a report of the RANO group): assessment of outcome in trials of diff use low-grade gliomas. Lancet Oncol. 2011;12:583-93.
30. Lin NU, Lee EQ, Aoyama H, et al. Response assessment criteria for brain metastases: proposal from the RANO group. Lancet Oncol. 2015;16:e270-e78.
31. Okada H, Weller M, Huang R, et al. Immunotherapy response assessment in neuro-oncology: a report of the RANO working group. Lancet Oncol. 2015;16(15):e534-42.
32. Albert NL, Weller M, Suchorska B, et al. Response Assessment in Neuro-Oncology working group and European Association for Neuro-Oncology recommendations for the clinical use of PET imaging in gliomas. Neuro Oncol. 2016;18(9):1199-208.
33. Law I, Albert NL, Arbizu J, et al. Joint EANM/EANO/RANO practice guidelines/SNMMI procedure standards for imaging of gliomas using PET with radiolabelled amino acids and ^{18}F-FDG: version 1.0. Eur J Nucl Med Mol Imaging. 2019;46(3):540-557.

肺癌：^{18}F-FDG PET/CT用于免疫治疗后的肺部反应评估 4

Laura Evangelista, Giulia Pasello

案例展示：教学案例

病例1和病例2：用PET/CT和胸腹增强CT对免疫治疗前的肺癌进行分期

病例1

一名67岁的男性，患有非小细胞肺癌［2017年4月18日确诊；cT1N2M1b；表皮生长因子受体（EGFR）野生型，间变性淋巴瘤激酶（ALK）和C-ros原癌基因1酪氨酸激酶（ROS-1）阴性，程序性细胞死亡配体1（PD-L1）表达阴性］，接受顺铂（100 mg）和培美曲塞（500 mg）治疗4个周期。增强CT和PET/CT均显示，化疗期间疾病进展。尤其是增强CT（图4.1）显示右肺中叶出现弥漫性肺部阴影，右肺门周围淋巴结增大，而PET/CT（图4.2）显示右肺（*）、局部区域淋巴结（*）以及骨转移灶（†）的疾病进展。因此，患者被给予纳武利尤单抗（240 mg/周期）。

病例2

一名56岁的男性，患有非小细胞肺癌（2018年1月8日确诊；cT4N1M1b；EGFR野生型，ALK和

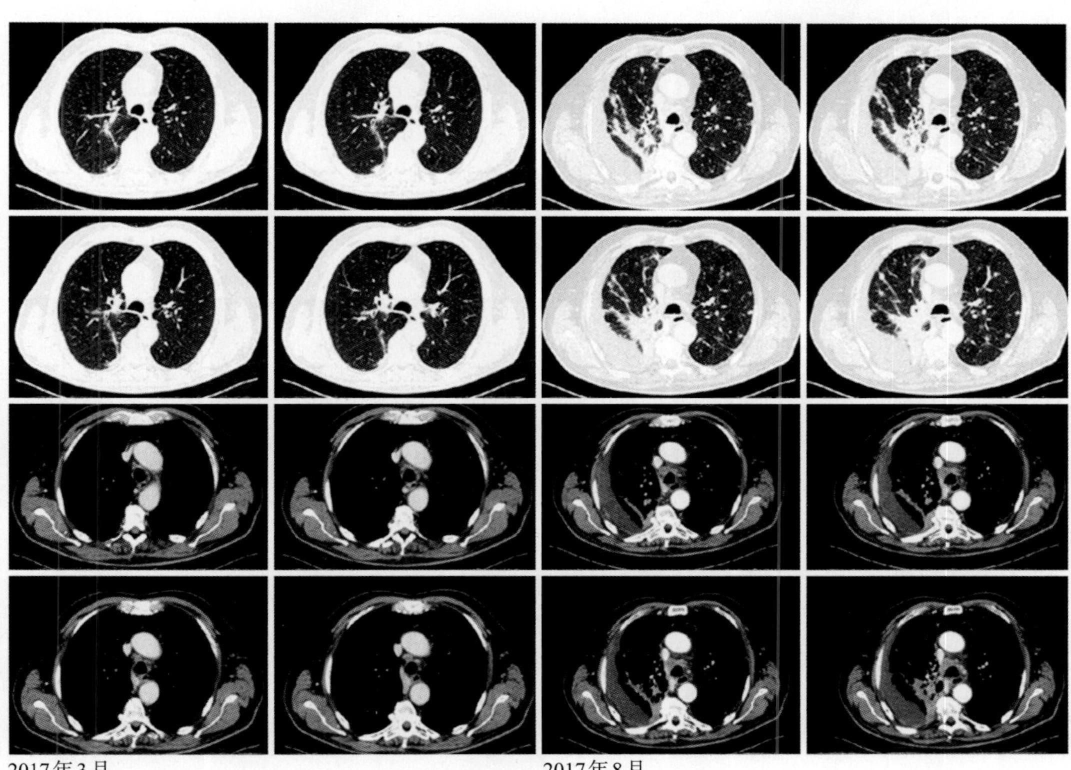

图4.1 胸部增强CT

ROS-1阴性，PD-L1 1%～3%），使用顺铂（100 mg）和培美曲塞（500 mg）治疗4个周期。PET/CT显示对治疗的反应仅为疾病稳定（SD）（图4.3）。因此，纳武利尤单抗被列为该患者的候选治疗手段用于完成后续治疗。

文献证据：PET/CT在检测软组织、远处淋巴结、内脏（肺、肝、肾上腺等）和骨的隐性转移方面表现良好。然而，除PET/CT外，还必须进行特定的形态学成像来进一步评估脑转移。最近的荟萃分析强调了PET/CT在转移性分期中的重要作

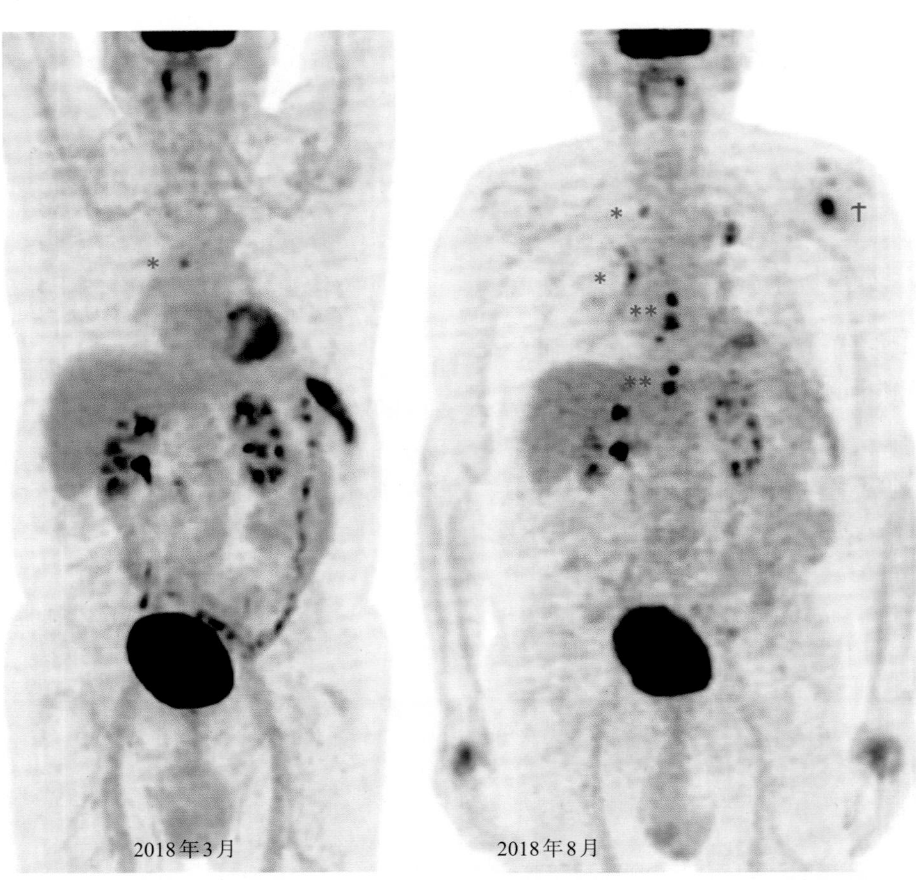

图4.2 化疗期间的FDG PET/CT显示疾病进展

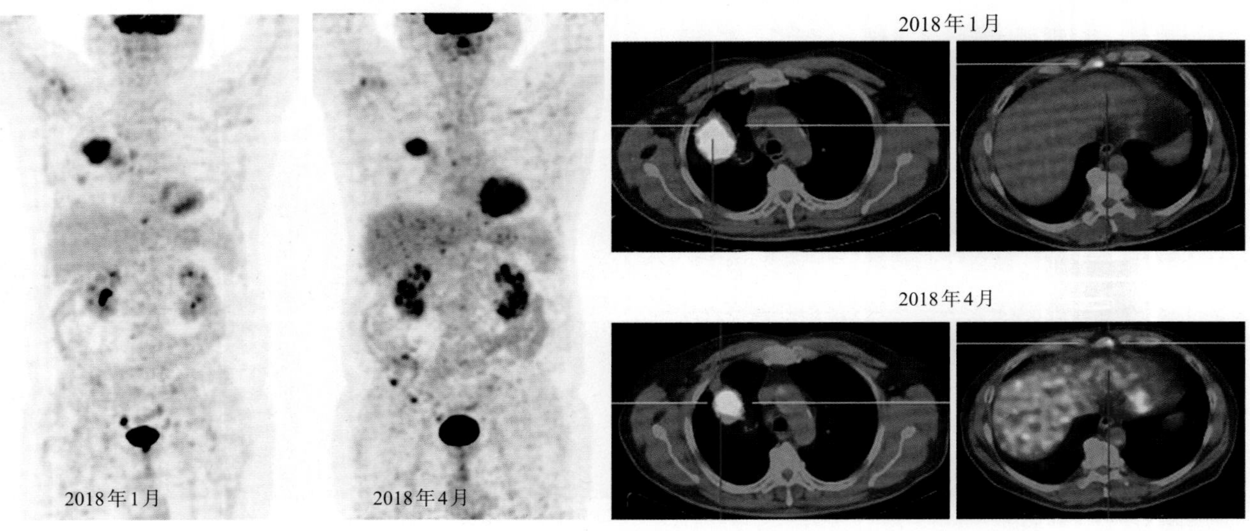

图4.3 化疗期间的FDG PET/CT显示病情稳定

用[1]。Li等[1]纳入了9项研究（共780名患者），并报告PET/CT的总体敏感性和特异性分别为93%和96%。另外两项荟萃分析更具体地关注了骨转移的分期[2-3]，这两项研究均表明，PET/CT在骨转移的评估方面表现良好，其敏感性大于90%，与骨扫描相似，远高于磁共振成像（MRI，敏感性约80%）。不同成像技术的特异性相似：PET为94.6%，MRI为96.3%，而骨扫描为91%。因此，当进行PET/CT时，骨扫描则可能没有必要再进行。此外，研究表明，在手术切除的非小细胞肺癌中，^{18}F-FDG的代谢参数和CD8$^+$肿瘤浸润淋巴细胞及PD-L1表达之间存在统计学关联[4]。因此，PET/CT可作为评估肿瘤微环境的无创工具，并有可能预测PD-1/PD-L1阻断免疫疗法的获益情况[5]。

病例3：用增强CT和PET/CT评估肺癌对免疫疗法的反应

一名77岁的男性，患有晚期非小细胞肺癌（EGFR野生型，ALK阴性），首先接受了4个周期的顺铂+吉西他滨（1000 mg/m^2）治疗。由于疾病的进展，患者接受了免疫治疗（2017年11月～2018年3月，每14天一次纳武利尤单抗）。免疫治疗前后进行了增强CT和PET/CT（图4.4和图4.5）。基线增强CT（图4.4a）显示左肺下叶存在一个较大的结节，右肺支气管束周围弥漫性增厚，伴纵隔淋巴结增大（直径：10 mm）；基线PET/CT（图4.5a）显示左肺下叶有高的摄取（蓝色箭头），右支气管周围淋巴结有中等程度的摄取（红色箭头）。

在使用纳武利尤单抗治疗9个周期后，增强CT（图4.4b）显示位于左肺下叶的结节大小增加（从36 mm×31 mm到44 mm×43 mm），而右肺和纵隔淋巴结稳定（长径：从10 mm到11 mm）。同样，PET/CT（图4.5b）报告了左肺下叶的半定量摄取略有增加（SUV_{max}从13.07到13.44；蓝色箭头），而右支气管周围淋巴结的摄取稳定（SUV_{max}从4.35到4.82：红色箭头）。

文献证据：这些免疫调节性单克隆抗体的临床应用经验表明，免疫疗法的几种反应模式未能被一些国际标准（如WHO和RECIST）充分认识。因此，对这些国际标准的调整推动了免疫相关反应标准（irRC）和免疫相关RECIST（irRECIST）的发展[6]。这些新标准考虑到了免疫疗法的以下方面：①肿瘤负担的减轻时间可能比细胞毒类药物介导的减瘤时间出现得晚；②治疗引起的炎症效应，可能被误解为疾病的进展（所谓的假性进展）；③新病灶的出现可能是短暂的，不代表绝对的疾病的进展，可能不需要停止免疫治疗[7]。由于^{18}F-FDG在炎症状态下的非特异性积

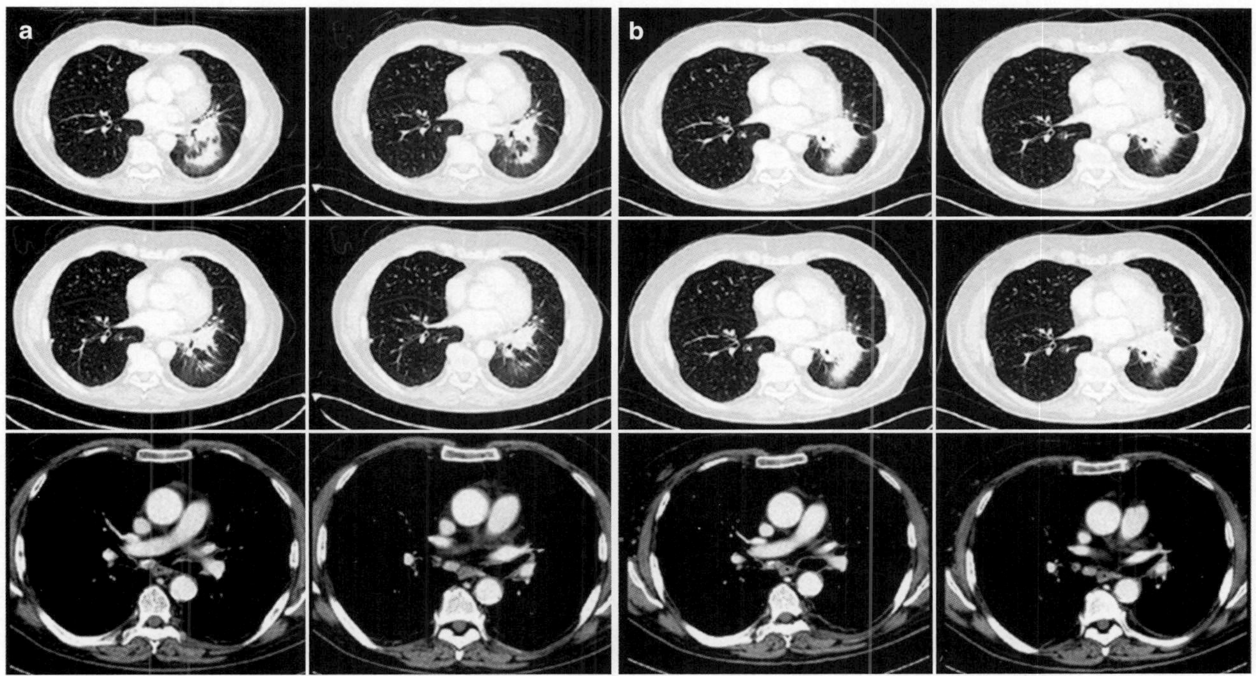

图4.4　胸部增强CT。（a）免疫治疗前；（b）免疫治疗后

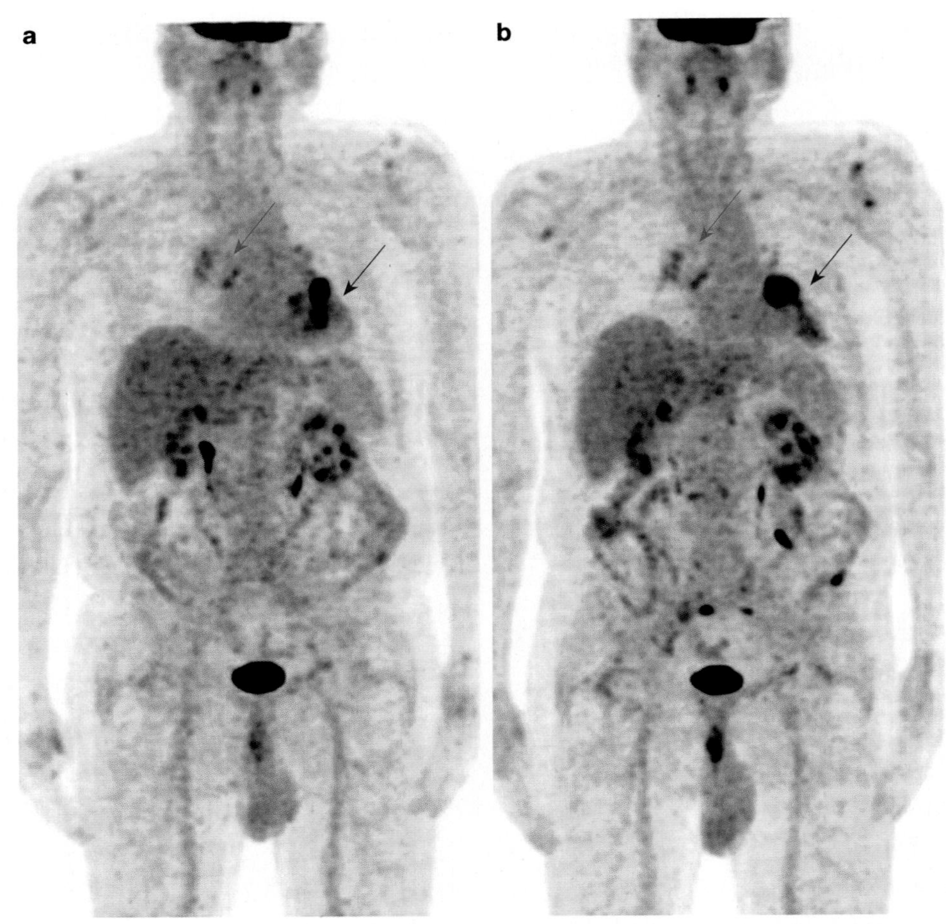

图4.5 FDG PET/CT。（a）免疫治疗前；（b）免疫治疗后

累，PET/CT用于评估肺癌患者对免疫治疗的早期反应性方面存在一定的局限性。然而，现在已经有一些经验性的报道表达着不同的观点[8-10]。凯拉（Kaira）等[8]最近的一篇论文报道，通过糖酵解总量（total lesion glycolysis，TLG）或肿瘤代谢体积（metabolic tumor volume，MTV）评估PET/CT的代谢反应与25名非小细胞肺癌患者使用纳武利尤单抗一个月后的治疗反应和生存率有关。论文作者鼓励在临床实践中实施PET/CT，以评估对纳武利尤单抗治疗的反应。表4.1中报告了irRC、irRECIST和PERCIST免疫疗法的反应评估标准。

表4.1 解剖学和分子反应标准

	irRC	irRECIST	PERCIST
完全缓解（CR）	所有目标病变消失； 目标淋巴结的短轴减少到＜10 mm； 没有新的病变	连续两次评估，所有靶病灶、非靶病灶和新病灶的完全缓解，至少间隔4周	所有代谢活跃的肿瘤都消失
部分缓解（PR）	与基线相比，肿瘤负担减少了至少50%	与基线相比，肿瘤负担减少了至少50%	治疗后摄取最强的病灶与治疗前摄取最强的病灶相比，SUL_{max}下降＞30%且至少下降0.8 U
疾病稳定（SD）	不符合前述标准	与记录的最小的肿瘤负荷（最低点）相比，增加少于25%，或与基线相比，减少少于50%	不符合前述标准
疾病进展（PD）	在相隔至少4周的两次连续评估中，与最低点相比，肿瘤负担至少增加25%	在相隔至少4周的两次连续评估中，与最低点相比，肿瘤负担至少增加25%	SUL峰值增加（＞30%）或出现新的代谢活性病变

注：SUL为小体重人群校正后的标准化摄取值

病例4：用增强CT和PET/CT评估肺癌对免疫疗法的反应

一位患有鳞状细胞肺癌（cT3N3Mx；PD-L1 55%）的55岁女性在接受纳武利尤单抗之前和之后接受了增强CT和PET/CT。基线增强CT（图4.6a）显示右肺周围区域存在一个大的肿块，而PET/CT（图4.7a）报告右肺存在局灶性强烈的示踪剂摄取，伴有右纵隔淋巴结的局灶性摄取。治疗6周后，CT图像（图4.6b）显示右肺肿块明显缩小，周围区域形成残留的条索状增厚影，符合免疫治疗的部分反应（PR）（根据irRC和irRECIST标准）。然而，PET/CT（图4.7b）显示右肺和纵隔淋巴结没有任何明显的^{18}F-FDG摄取，符合免疫治疗的完全代谢反应（CR）（根据PERCIST标准）。

文献证据：目前对于治疗的反应评估是由CT根据RECIST1.1的严格标准化的形态学标准来评估的。然而，有些情况下，特别是在使用免疫疗法和靶向分子药物的新模式治疗后，对治疗有反应的肿瘤会被错误地归类为病情进展或稳定。在随访过程中，如何更好地判断肿瘤持续/复发及术后/放疗后的变化仍然是CT和PET面临的一项挑战。在^{18}F-FDG PET上，摄取量弥漫性增高，并随时间逐渐减少，通常表明是较为良性的；而如果是局灶性的摄取，或摄取量随时间增加，在必要时应辅以活检，以判断肿瘤的活力[11-12]。然而，鉴于其高阴性预测值，阴性的PET/CT可排除复发[13]。在本临床病例中，PET/CT的额外价值体现在增强CT显示残留的肺部病变中没有^{18}F-FDG的摄取，因此免疫治疗的反应被认为是完全的，而不是部分的。

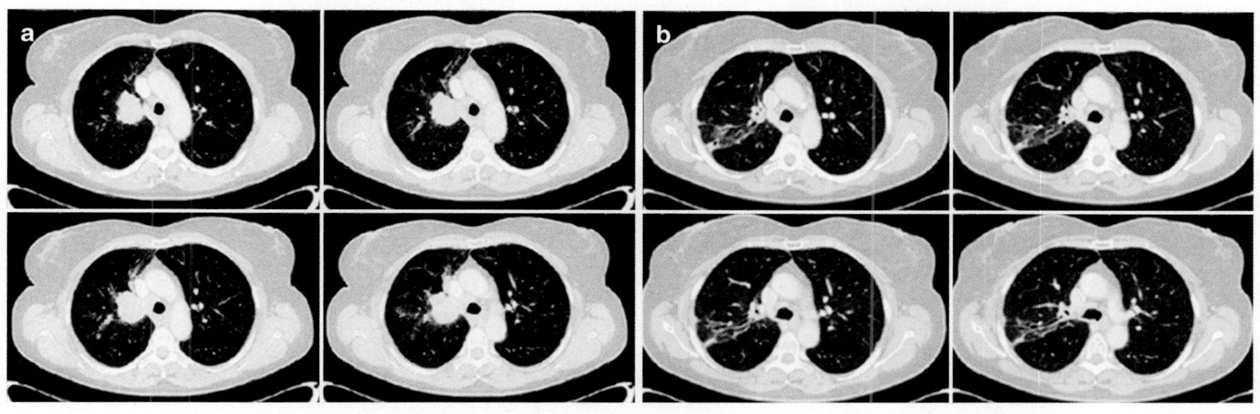

图4.6 胸部增强CT。（a）免疫治疗前；（b）免疫治疗后

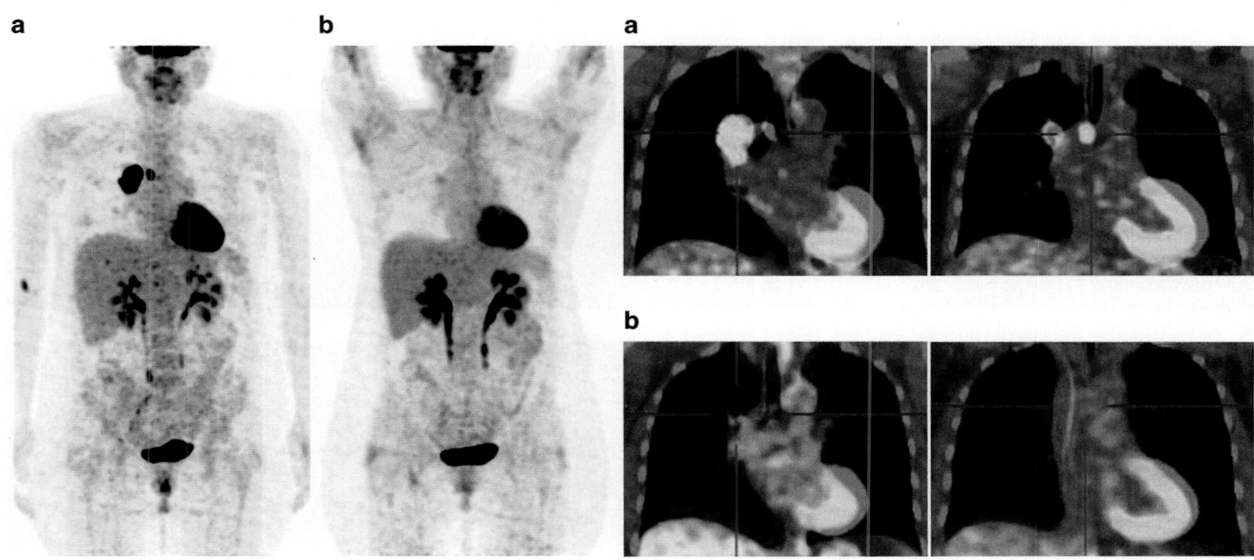

图4.7 FDG PET/CT。（a）免疫治疗前；（b）免疫治疗后

病例5：用PET/CT评估肺癌对免疫疗法的反应

一名63岁的男性非小细胞肺癌患者（pT2N1；ⅡA期；EGFR野生型，ALK阴性，PD-L1＜1%），PET/CT显示位于左肺下叶的单个结节有局灶性摄取（图4.8a）。该患者接受了手术治疗（左肺下叶切除）和辅助化疗（顺铂80 mg/m^{2}和吉西他滨1000 mg/m^2）。2017年11月，该患者参加了度伐利尤单抗的临床试验（SPER-MEDI 4736）。治疗期间，PET/CT（图4.8b）显示左肺原有结节的^{18}F-FDG摄取完全消失（图4.9a），但同一肺叶（图4.9b）和左侧增厚的胸膜（图4.9c～e）出现了新的代谢性病灶。随访的增强CT成像（图4.10）证实了左肺（蓝色箭头）和同侧胸膜（红色箭头）的疾病进展。

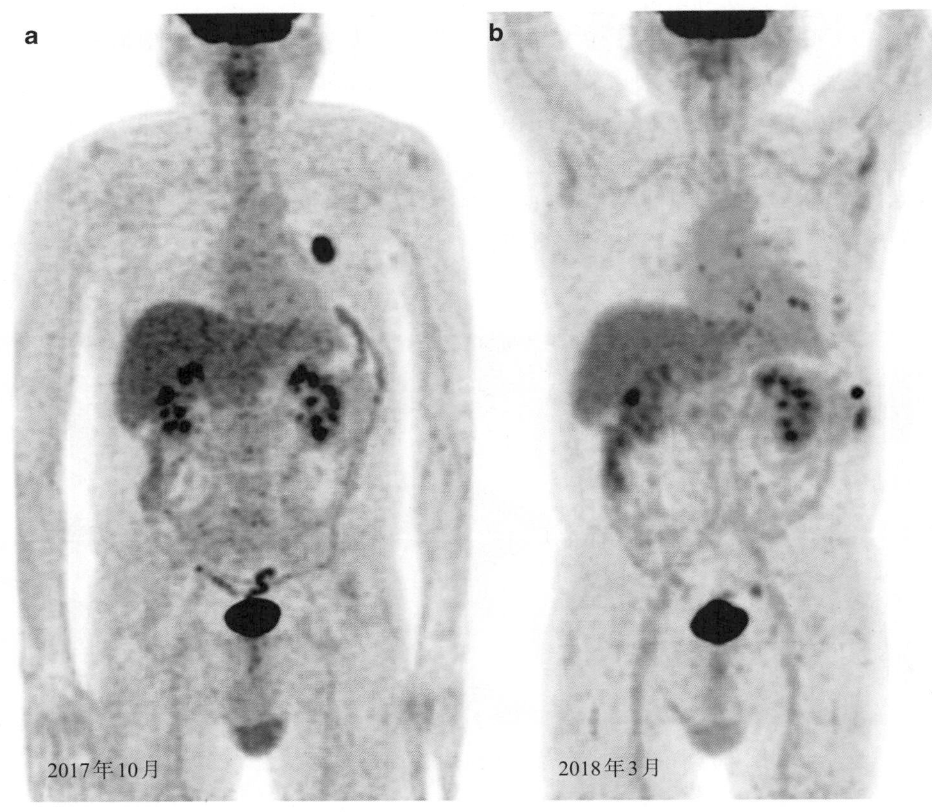

图4.8 FDG PET/CT。(a)免疫治疗前；(b)免疫治疗后

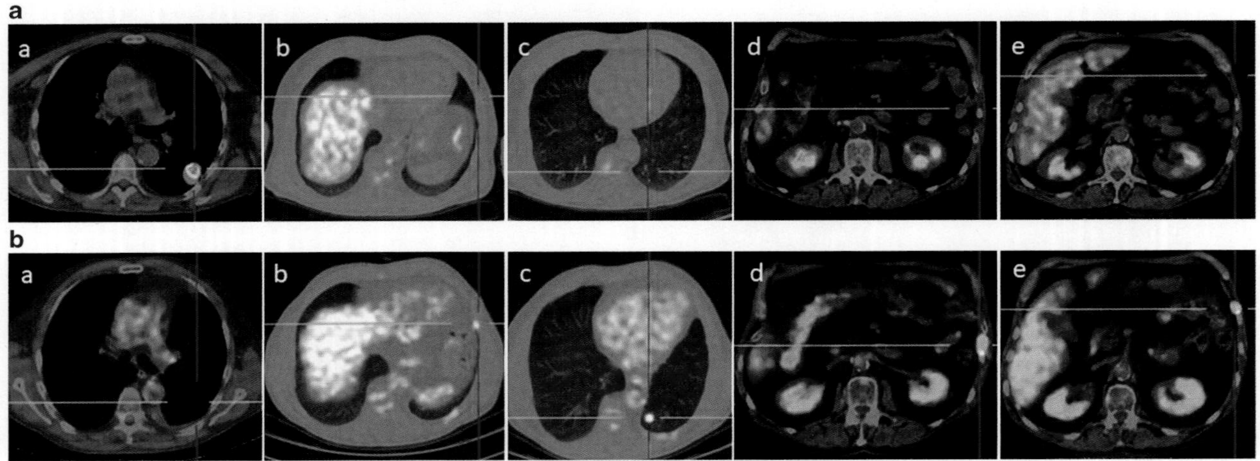

图4.9 FDG PET/CT。(a)免疫治疗前；(b)免疫治疗后

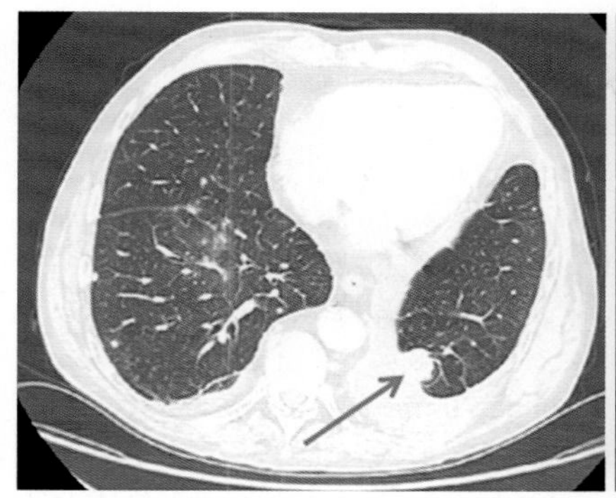
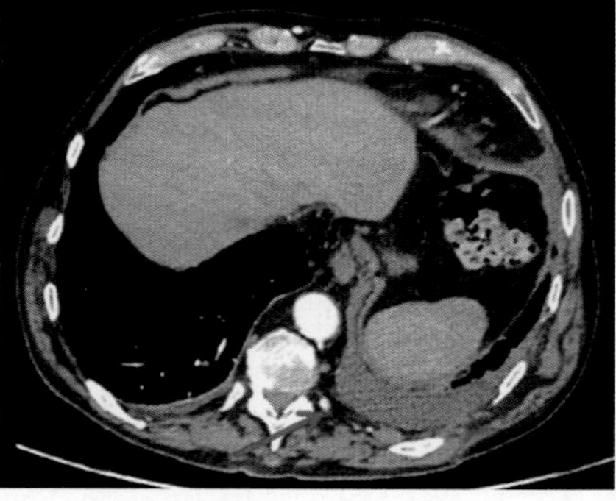
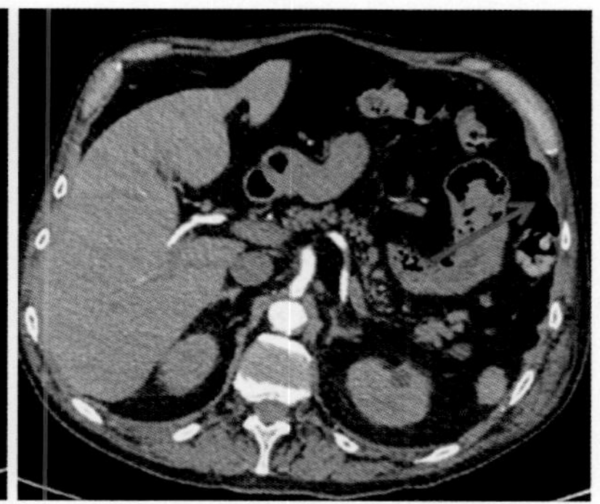

图4.10　胸部增强CT

文献证据：一个新的免疫检查点抑制剂的疗效往往也会通过使用分子影像来进行评估。在本临床病例中，PET/CT能够发现疾病的复发。最近，一项针对ALK阳性非小细胞肺癌的研究，联合PET及CT评估了使用克唑替尼（ALK抑制剂）治疗后的代谢摄取情况，结果表明，克唑替尼在此类患者中能引起较高的反应率。对15名患者分别进行了基线和治疗6周后的PET/CT检查。CT的评估是根据RECIST 1.1标准进行的，而PET/CT的评估是根据EORTC 1999和PERCIST标准进行的。作者发现，在将近一半的患者中，PET/CT能早于CT检测到疾病的进展[14]。因此，^{18}F-FDG PET可能可以作为一种标准化的技术来预测肺癌患者对于某种新的治疗药物的疗效反应以及疾病进展情况。

病例6：用PET/CT评估乳腺癌对免疫疗法的反应

一名51岁患有乳腺癌的女性（浸润性导管乳腺癌；cT2N2，3级，ER：90%，PR：80%，MIB-1：30%，ErBb2^{+}），从2017年10月开始接受新辅助治疗（CA209-959 GIADA临床试验：表柔比星500 mg＋环磷酰胺20 mg，3周1次，序贯纳武利尤单抗240 mg，4周1次）。基线PET/CT（图4.11a）显示位于右乳上象限的一个大结节有局灶性^{18}F-FDG摄取。治疗结束时，PET/CT（图4.11b）显示右乳的结节^{18}F-FDG摄取完全消失。因此，对治疗的反应是完全的（评效：CR）。

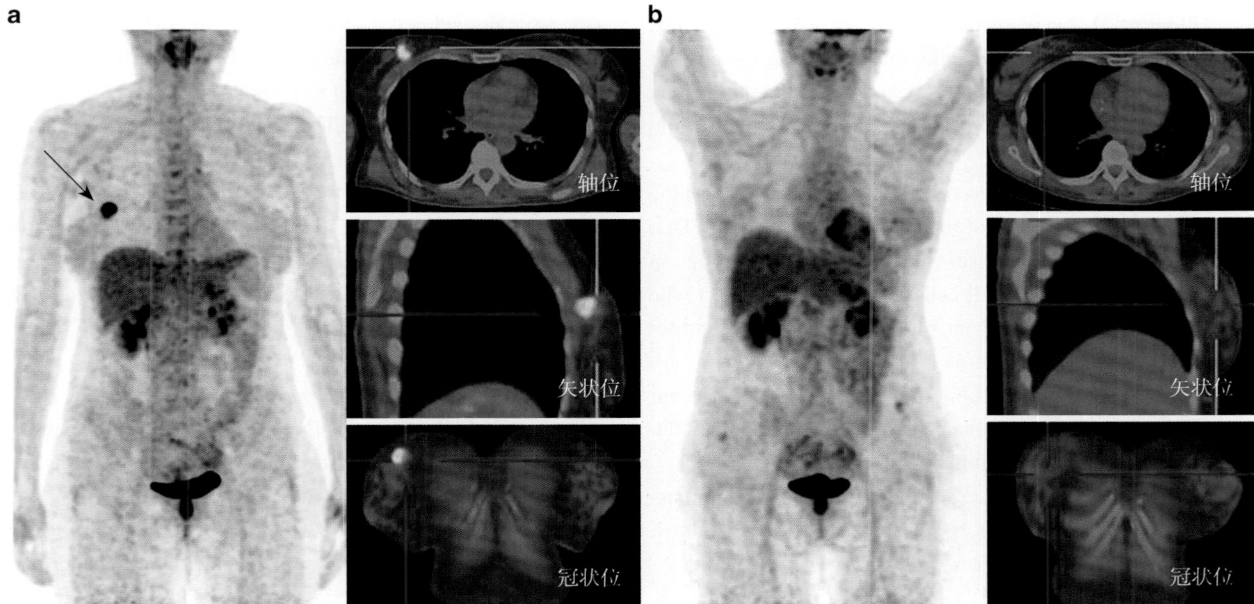

图4.11　FDG PET/CT。（a）免疫治疗前；（b）免疫治疗后

文献证据： 乳腺肿瘤上PD-L1的表达对于预测免疫检查点抑制剂的疗效是极为重要的，尽管乳腺癌中总体肿瘤细胞PD-L1的表达是不同的。对于三阴性乳腺癌和$ER^{+}HER2^{-}$的癌症而言，只有20%的样本有超过1%的肿瘤细胞表达PD-L1[15-17]。目前，正在逐渐报道PD1/PD-L1检查点阻断治疗转移性乳腺癌的临床试验结果。在一项针对27名晚期三阴性乳腺癌患者的小型研究中，应用帕博利珠单抗的客观缓解率为18.5%[18]。在另一项对168名乳腺癌患者进行的临床试验中，大多数对免疫治疗有反应的患者表现为具有三阴性的特征。此外，将PD-1/PD-L1抗体与其他疗法如曲妥珠单抗或抗雌激素相结合的临床试验正在进行中，将应用于包括新辅助治疗和辅助治疗中的各个治疗方向。

（缪　康　张晓彤　译）

参考文献

1. Li J, Xu W, Kong F, Sun X, Zuo X. Meta-analysis: accuracy of ^{18}F-FDG PET/CT for distant metastasis staging in lung cancer patients. Surg Oncol. 2013; 22:151-5.
2. Qu X, Huang X, Yan W, Wu L, Dai K. A meta-analysis of ^{18}F-FDG PET/CT, ^{18}FDG-PET, MRI and bone scintigraphy for diagnosis of bone metastases in patients with lung cancer. Eur J Radiol. 2012;81:1007-15.
3. Liu T, Xu J-Y, Xu W, Bai Y-R, Yan W-L, Yang H-L. Fluorine-18 deoxyglucose positron emission tomography, magnetic resonance imaging and bone scintigraphy for the diagnosis of bone metastases in patients with lung cancer: which one is the best?—a meta-analysis. Clin Oncol. 2011;23:350-8.
4. Lopci E, Toschi L, Grizzi F, Rahal D, Olivari L, Castino GF, et al. Correlation of metabolic information on FDG-PET with tissue expression of immune markers in patients with non-small cell lung cancer (NSCLC) who are candidates for upfront surgery. Eur J Nucl Med Mol Imaging. 2016;43:1954-61.
5. Grizzi F, Castello A, Lopci E. Is it time to change our vision of tumor metabolism prior to immunotherapy? Eur J Nucl Med Mol Imaging. 2018;45:1072-5.
6. Chiou VL, Burotto M. Pseudoprogression and immune-related response in solid tumors. J Clin Oncol. 2015;33:3541-3.
7. Ciarmiello A, Fonti R, Giovacchini G, Del Vecchio S. Imaging of immunotherapy response in non-small cell lung cancer: challenges and perspectives. Clin Transl Imaging. 2018;6:483-5.
8. Kaira K, Higuchi T, Naruse I, Arisaka Y, Tokue A, Altan B, et al. Metabolic activity by ^{18}F-FDG PET/CT is predictive of early response after nivolumab in previously treated NSCLC. Eur J Nucl Med Mol Imaging. 2018;45:56-66.
9. Higuchi M, Owada Y, Inoue T, Watanabe Y, Yamaura T, Fukuhara M, et al. FDG-PET in the evaluation of response to nivolumab in recurrent non-small-cell lung cancer. World J Surg Oncol. 2016;14:238.
10. Curioni-Fontecedro A, Ickenberg C, Franzen D, Rogler G, Burger IA, van den Broek. Diffuse pseudoprogression in a patient with metastastic non-small-cell-lung-cancer treated with nivolumab. Ann Oncol. 2017;28:2040.
11. Caulo A, Mirsadraee S, Maggi F, Leccisotti L, van Beek EJ, Bonomo L. Integrated imaging of non-small cell lung cancer recurrence: CT and PET-CT findings, possible pitfalls and risk of recurrence criteria. Eur Radiol. 2012;22:588-606.
12. Gorenberg M, Bar-Shalom R, Israel O. Patterns of FDG uptake in post-thoracotomy surgical scars in patients with lung cancer. Br J Radiol. 2008;81:821-5.
13. NSCLC Meta-analysis Collaborative Group. Preoperative chemotherapy for non-small-cell lung cancer: a systematic review and meta-analysis of individual participant data. Lancet. 2014;383:1561-71.
14. Kerner GSMA, Koole MJB, Bongaerts AHH, Pruim J, Groen HJM, CTMM Air Force Consortium. Total body metabolic tumor response in ALK positive non-small cell lung cancer patients treated with ALK inhibition. PLoS One. 2016;11(5):e0149955. https://doi.org/10.1371/journal.pone.0149955.
15. Emens LA, Kok M, Ojalvo LS. Targeting the programmed cell death-1 pathway in breast and ovarian cancer. Curr Opin Obstet Gynecol. 2016;28:142-7.
16. Rugo H, DeLord J-P, Im S-A, Ott PA, Piha-Paul SA, Bedard PI, et al. Preliminary efficacy and safety of pembrolizumab (MK-3475) in patients with PD-L1 positive, estrogen receptor (ER)-positive(ER+)/HER-2 negative breast cancer enrolled in KEYNOTE-028 (abstract). In: Proceedings of the Thirty-Eighth Annual CTRC-AACR San Antonio Breast Cancer Symposium; 2015 Dec 8-12: San Antonio, TX. Philadelphia (PA): AACR; Cancer Res. 2016;76(4 Suppl): Abstract nr S05-07.
17. Cimino-Mathews A, Thompson E, Taube JM, Ye X, Lu Y, Meeker A, Xu H, et al. PD-L1 (B7-H1) expression and the immune tumor microenvironment in primary and metastatic breast carcinomas. Hum Pathol. 2016;47:52-63.
18. Nanda R, Chow LQ, Dees EC, Berger R, Gupta S, Geva R, et al. Pembrolizumab in patients with advanced triple-negative breast cancer: Phase Ib KEYNOTE-012 study. J Clin Oncol. 2016;34:2460-7.

恶性胸膜间皮瘤：^{18}F-FDG PET/CT 用于免疫治疗后恶性胸膜间皮瘤的反应评估

5

Egesta Lopci，Paolo Andrea Zucali

背景介绍

恶性胸膜间皮瘤是一种源于胸膜间皮细胞的侵袭性肿瘤，与暴露于石棉纤维密切相关[1]。晚期胸膜间皮瘤的常规治疗方式为顺铂联合培美曲塞，而早期胸膜间皮瘤的主要治疗手段为手术，术后辅助化疗或联合辅助放疗[2-3]。免疫检查点抑制剂在其他肿瘤类型中的广泛应用，促使其在胸膜间皮瘤中的临床研究的展开。初期临床试验结果表明，免疫检查点抑制剂对于胸膜间皮瘤的总生存率获益方面优势有限。到目前为止的结果表明，无论是单独使用还是联合使用抗程序性细胞死亡蛋白1及其配体（PD1/PD-L1）单抗和抗细胞毒性T淋巴细胞抗原4（CTLA-4）单抗，在初治胸膜间皮瘤患者中的客观缓解率仅为25%～29%[2，4-5]。

胸膜间皮瘤面临的挑战之一是如何评估其治疗的反应，这不仅是免疫治疗所面临的问题，也是常规治疗的难点之一。目前，最经常使用的胸膜间皮瘤疗效评估标准以改良的实体瘤反应评价标准（RECIST）标准（实体瘤反应评估标准）为代表[6]。该标准是基于分别对3个不同CT层面的2个部位的肿块进行垂直于胸壁或纵隔的肿瘤厚度的单维测量[7]，而结节病变则根据经典的RECIST标准进行测量[8]。该标准的主要缺陷在于，观察者之间和观察者自身对于测量方式选择的高度变异性，同时难以评估残留组织中的存活肿瘤量[1]。尽管还没有在临床实践中大规模验证的用于评估胸膜间皮瘤的治疗反应的^{18}F-FDG PET代谢标准，已有多项临床研究表明，用^{18}F-FDG PET进行功能成像是很有前景的[1，9-11]。

本章介绍对免疫治疗过程中的胸膜间皮瘤患者进行影像学评估的一些典型病例。通过这些病例，证实了在免疫治疗的时代中，更好地评估胸膜间皮瘤治疗疗效的模式。结合CT影像学评估，PET上的代谢信息可以更好地评估整体的肿瘤负担以及其在治疗过程中的变化。

病例1：疾病稳定伴有代谢摄取

第一个临床病例是一名74岁的女性，患有右胸膜上皮型间皮瘤。患者接受了3个周期的卡铂和培美曲塞的诱导化疗，随后进行了胸膜的手术切除（病理结果：ypT3N0）和右胸部的辅助放疗。治疗结束一年后，CT显示在前纵隔新见一肿块，病理确认为胸膜间皮瘤的复发。二线治疗的方案为双药联合化疗，然而疾病进展迅速。因此，该患者符合接受抗PD-L1抗体度伐利尤单抗的Ⅱ期临床试验条件。在开始治疗前，患者通过增强CT和PET/CT进行了肿瘤的分期，影像学显示，纵隔内存在多个结节，主要靶病灶在前纵隔中。经过3个周期的免疫治疗后，通过增强CT评估疗效为疾病稳定（SD）（图5.1）。在同一时间进行的FDG PET扫描显示半定量和定量参数都有部分代谢摄取增高（图5.2和图5.3）。

小结：^{18}F-FDG PET能够确定肿瘤的代谢活性，从而能够更好地定义肿瘤的治疗反应，就像本例中CT评效为疾病稳定，而PET显示存在代谢摄取增高。

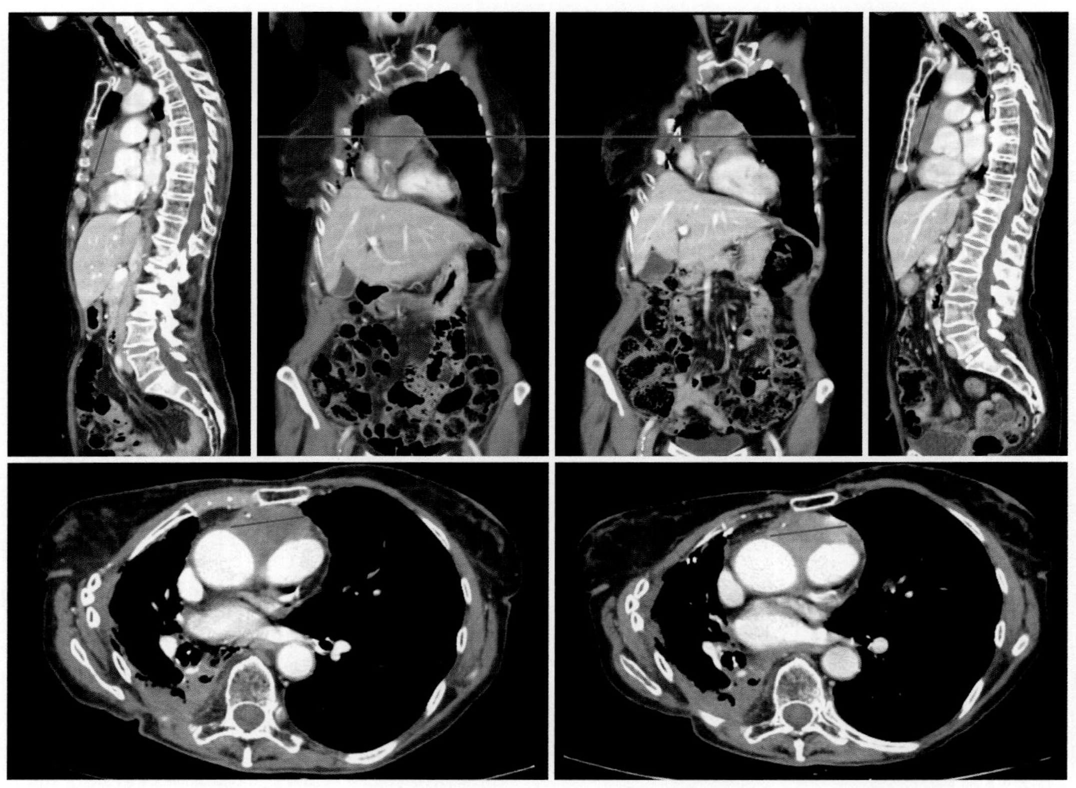

图5.1 基线（右图）和3个周期的免疫治疗后（左图）的对比增强CT扫描图。两张扫描图在不同的视图中进行了比较（按顺时针顺序：矢状面、冠状面、轴状面），同时用红线强调了前纵隔水平的主要靶病变。扫描结果显示疾病总体稳定

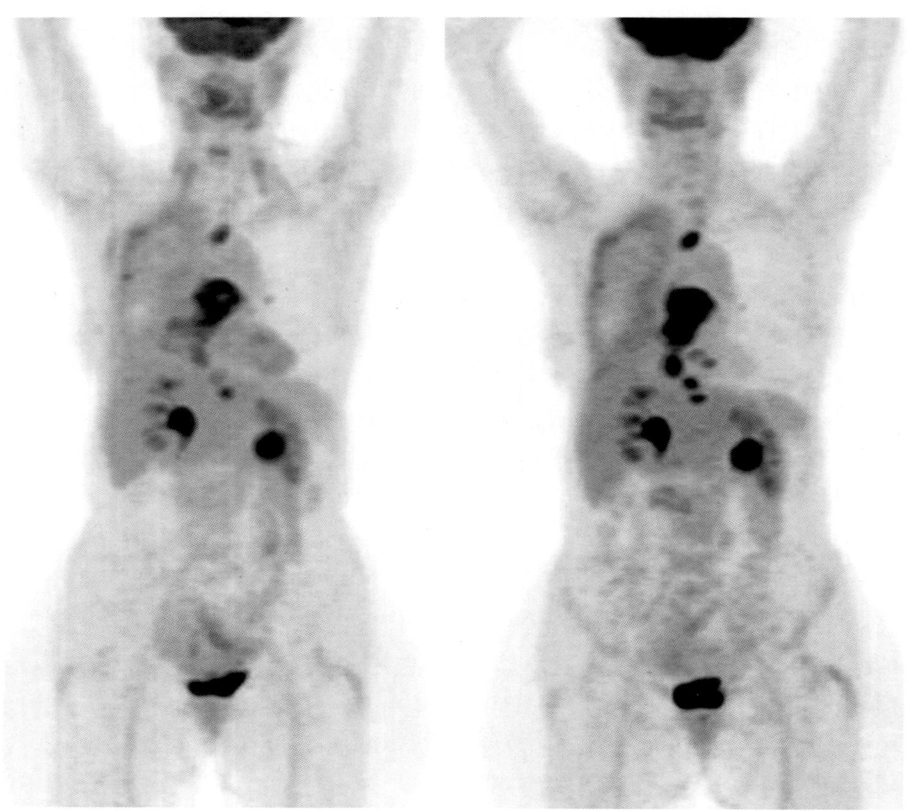

图5.2 基线（右图）和3个周期的免疫治疗后（左图）进行的^{18}F-FDG PET扫描的最大摄取强度的图像比较。在保持分布相同的同时，显示出所有肿瘤代谢摄取参数的明显减少；最大标准摄取值（SUV_{max}）11.2比15.1（降低26.1%）；代谢肿瘤体积（MTV）46.8比53.6（降低12.6%），总糖酵解值（TLG）303.8比478.9（降低36.6%）

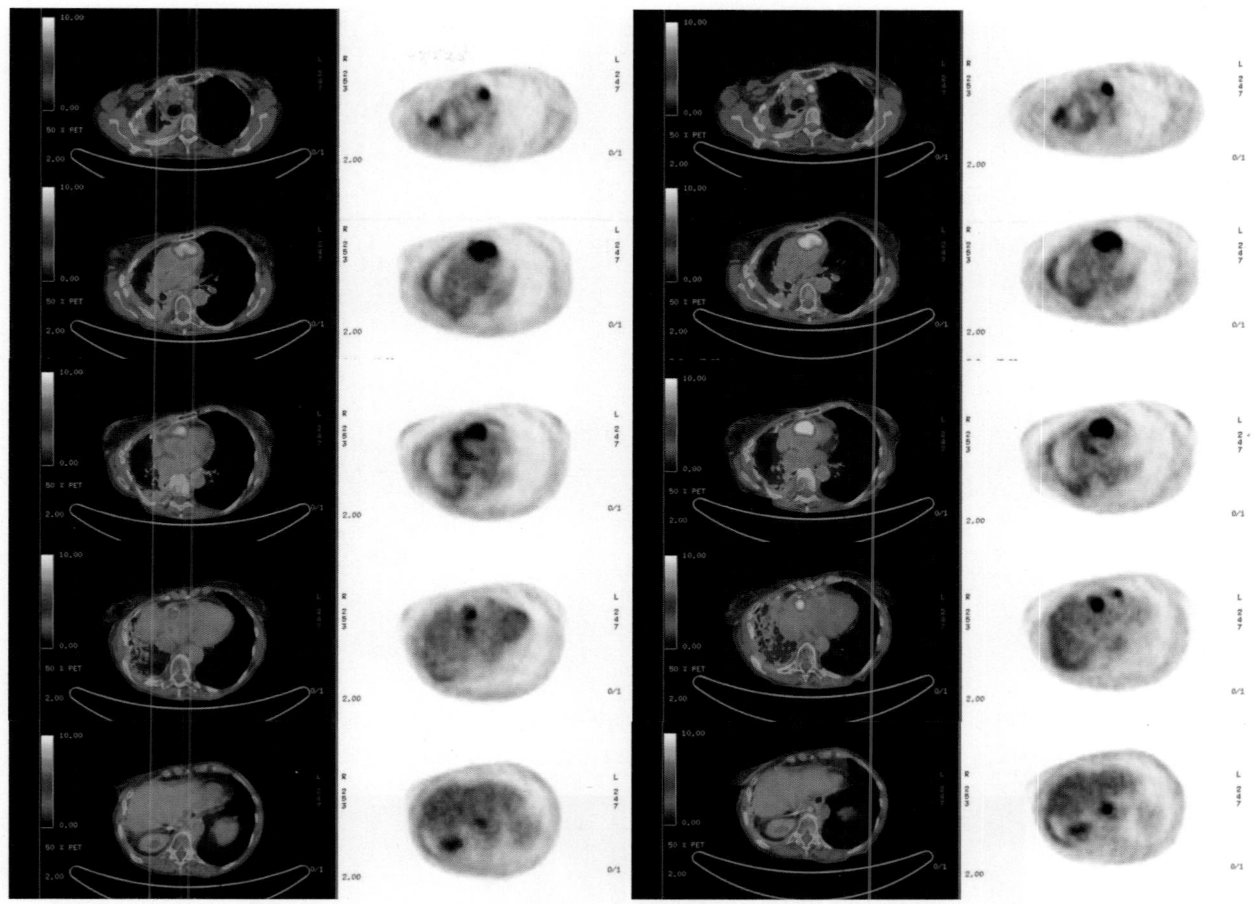

图5.3 基线（右图）和3个周期的免疫治疗后（左图）检测到的不同胸膜间皮瘤病灶的FDG PET和PET/CT融合轴视图。在为定位而获得的低剂量CT图像上，评估肿瘤基本稳定

病例2：早期稳定的疾病在晚期发生进展

第二个临床病例为一名56岁的男性，他患有早期上皮型胸膜间皮瘤，接受了左胸膜的部分切除术和辅助性放射治疗。治疗1年后，患者出现胸膜和腹膜的疾病复发，并接受了联合化疗。经过8个周期的治疗后，患者出现了疾病进展，符合参加度伐利尤单抗的Ⅱ期临床试验条件。在治疗开始前，患者接受了^{18}F-FDG PET/CT检查，确认了胸腔两侧存在多个结节。经过3个周期的免疫治疗后，患者进行了第二次的PET/CT评估。在FDG PET上，有证据表明整体SUV_{max}降低，而其半定量参数MTV和TLG都有所增加（图5.4和图5.5）。尽管两次CT扫描都显示出现了弥漫性的胸膜增厚和轻度心包积液，整体CT疗效评估仍为疾病稳定（SD）（图5.6）。因此，该患者又接受了3个周期的度伐利尤单抗治疗，增强CT发现腹水显著增加以及新出现的右侧胸腔积液，同时，靶病灶较前进一步轻微增大，与治疗基线相比明显进展，评效为疾病进展（PD）（图5.6）。

小结：在本病例报告中，^{18}F-FDG PET/CT的容积分析比半定量和形态学测量更敏感。胸膜、心包和腹水的出现也预示着疾病的进展。

病例3：形态学疾病稳定而代谢摄取增高

第三个临床病例为一名48岁的女性，她患有上皮型右侧胸膜间皮瘤，接受了诱导化疗＋胸膜

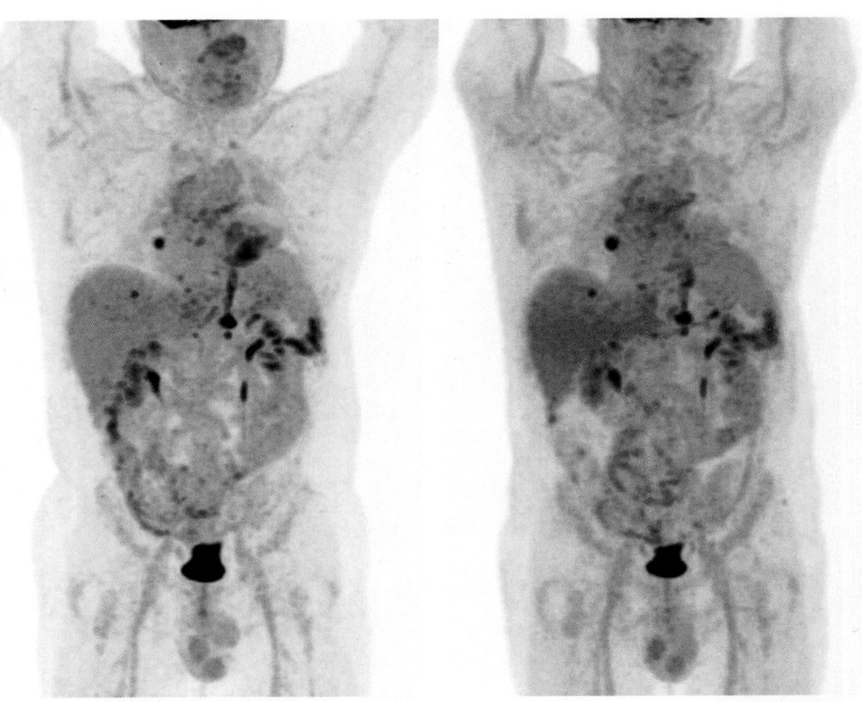

图5.4 基线（右图）和3个周期的免疫治疗后（左图）进行的[18]F-FDG PET扫描的最大摄取强度图像比较。两次扫描中评估的代谢参数如下：SUV_{max} 9.0比12.6（下降28.5%）；MTV 32.2比22.1（上升46.1%），TLG 129.4比108.1（上升19.7%）

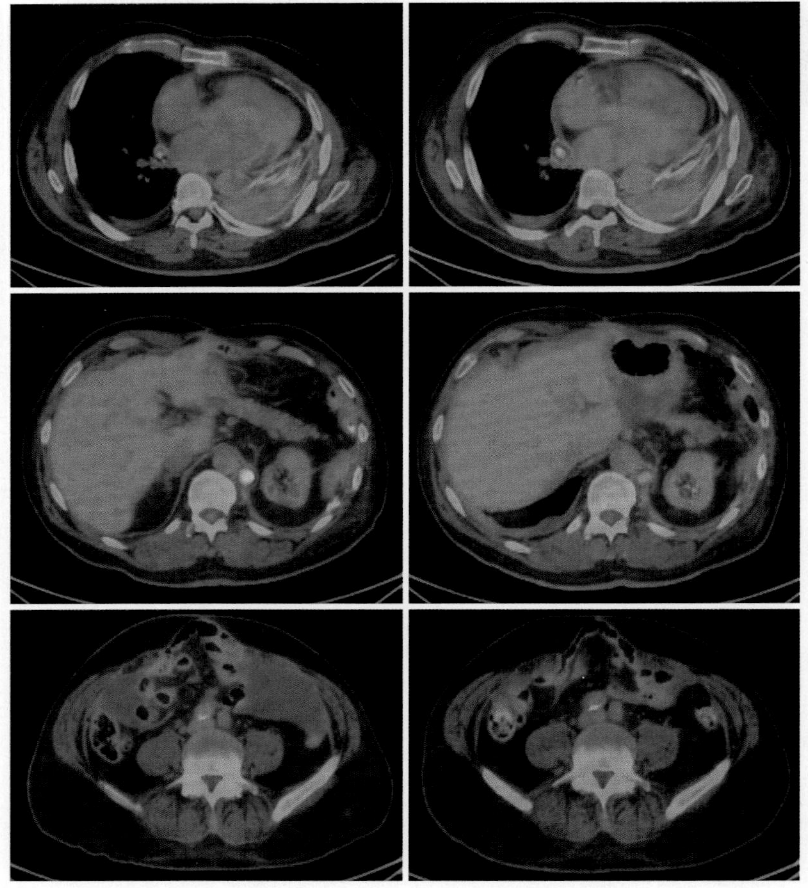

图5.5 基线（右图）和3个周期的免疫治疗后（左图）胸膜间皮瘤定位的PET/CT轴位图

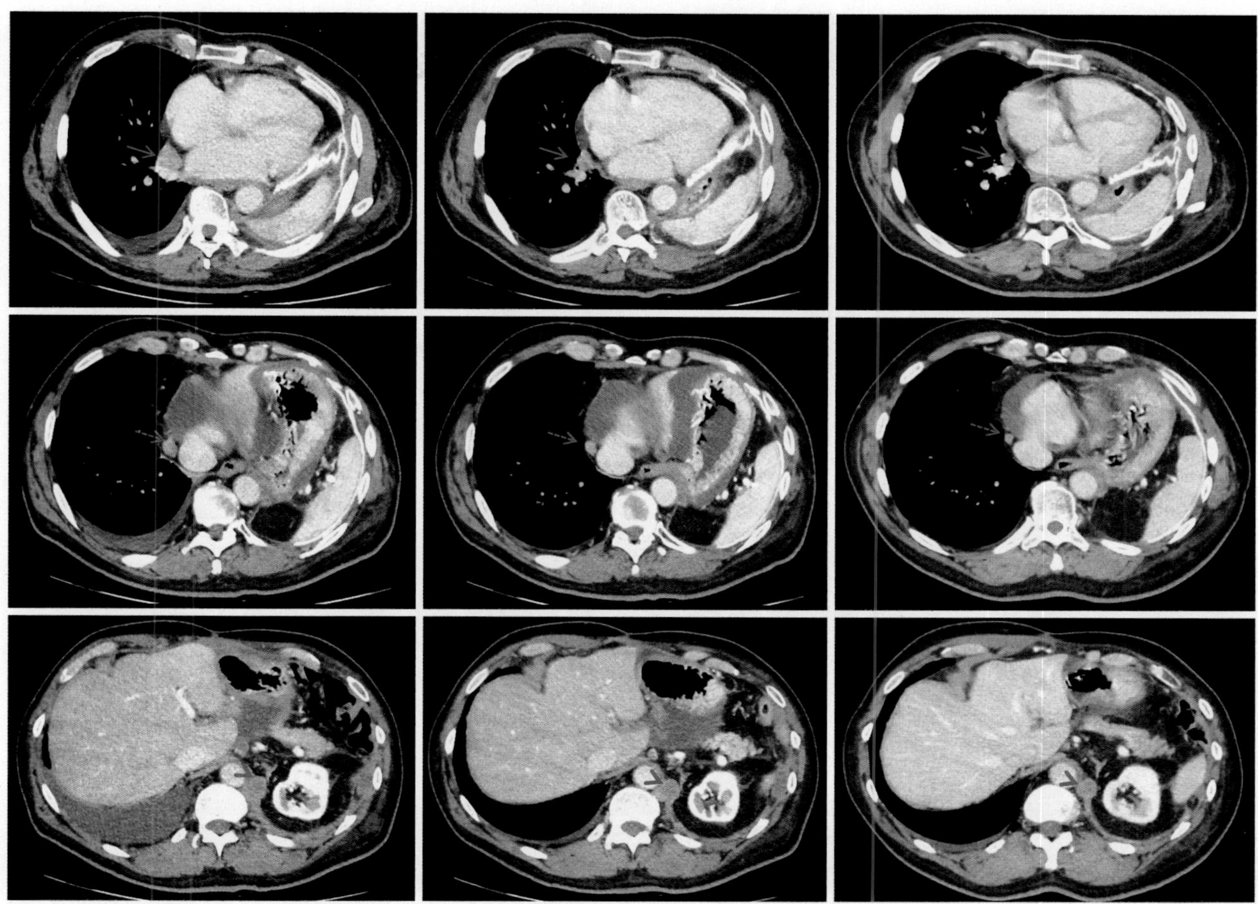

图5.6　在3个不同时间段进行的增强CT扫描：基线（右图），3个周期后（中图），以及6个周期后（左图）。红色箭头所指的靶病灶，其可测量的直径呈轻度渐进性增加。（上图）右肺门结节：20 mm→22 mm→26 mm；（中图）右心旁结节：14 mm→15 mm→21 mm；（下图）膈肌结节23 mm→24 mm→31 mm

切除＋放射治疗。在放疗后的第一次疾病评估中，发现疾病复发，同时在左胸膜和腹膜中弥漫扩散。患者立即接受了度伐利尤单抗治疗，并在3个周期的治疗后进行了复查（图5.7）。评估结果为疾病总体稳定（SD），患者继续治疗。然而，FDG PET比较了基线和3个周期后的代谢摄取情况，发现尽管SUV_{max}增加有限，但其肿瘤负担显著增加（图5.8和图5.9）。2个月后进行的后续CT检查证实了疾病的进展。

小结：与SUV_{max}和病变直径相比，肿瘤代谢的容积分析对反应的评估更有意义。对胸膜间皮瘤实施PET/CT容积分析可能更有助于确定免疫治疗获益与否。

病例4：进展性疾病

最后一个临床病例为一名61岁的女性，她患有右胸膜间皮瘤，接受了诱导化疗＋胸膜切除＋放疗。在第一次疾病监测时，患者就已经出现了多个转移性结节，因此接受了度伐利尤单抗的免疫治疗。在3个周期治疗后的疾病评估中，CT和PET上都显示出急剧的疾病进展（图5.10和图5.11）。

小结：显然，大多数情况下，进展中的胸膜间皮瘤在CT和PET的评估表现是一致的。作为一种全身成像方式，^{18}F-FDG PET/CT可以识别CT照射野之外的转移性结节。

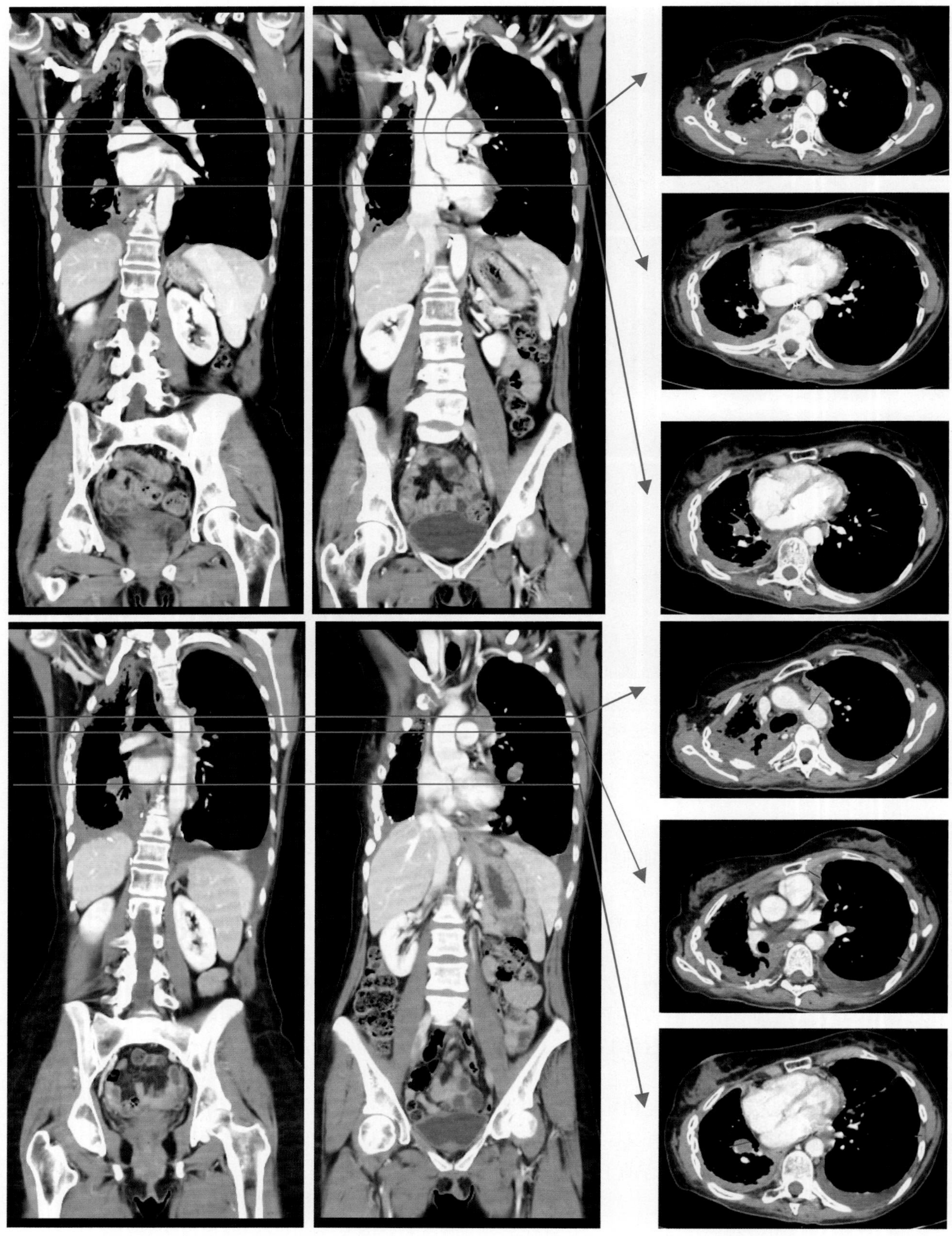

图5.7 基线（上图）和3个周期的免疫治疗后（下图）进行的增强CT扫描；纵隔胸膜的靶病灶从18 mm到21 mm不等

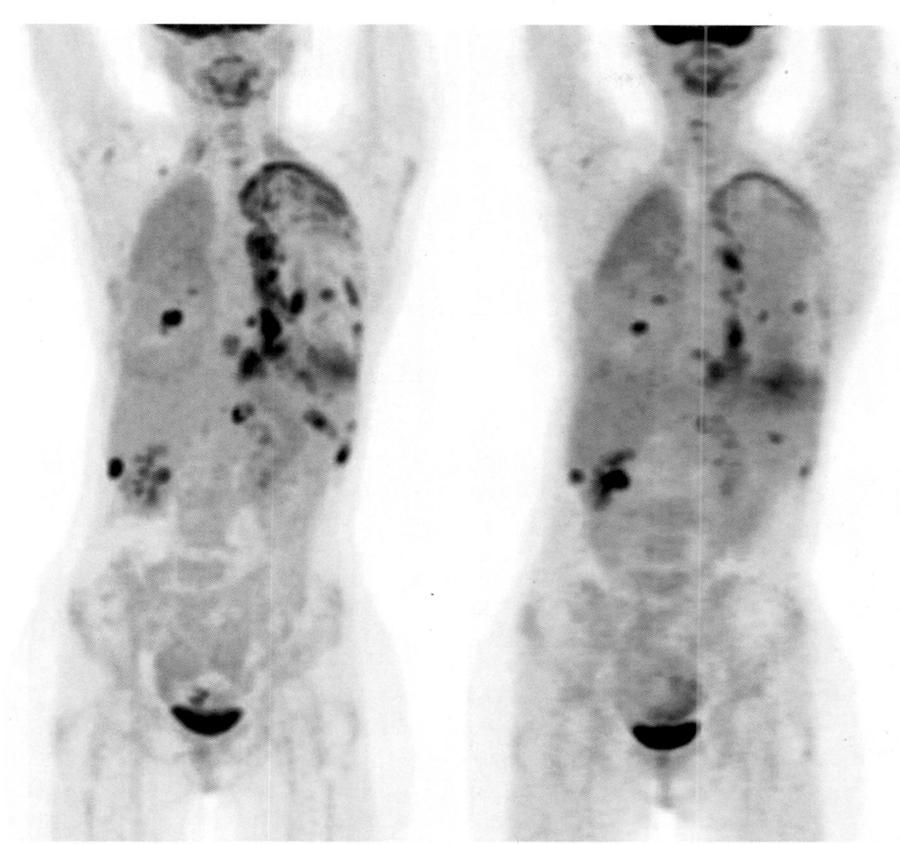

图5.8　基线（右图）和3个周期的免疫治疗后（左图）进行的^{18}F-FDG PET扫描的最大摄取强度图像比较。在评估的所有代谢的参数中都可以检测到摄取的增高。SUV_{max}：10.4比9（上升14.8%）；MTV：225.2比65.4（上升244.3%）；TLG：812.3比271.3（上升199.3%）

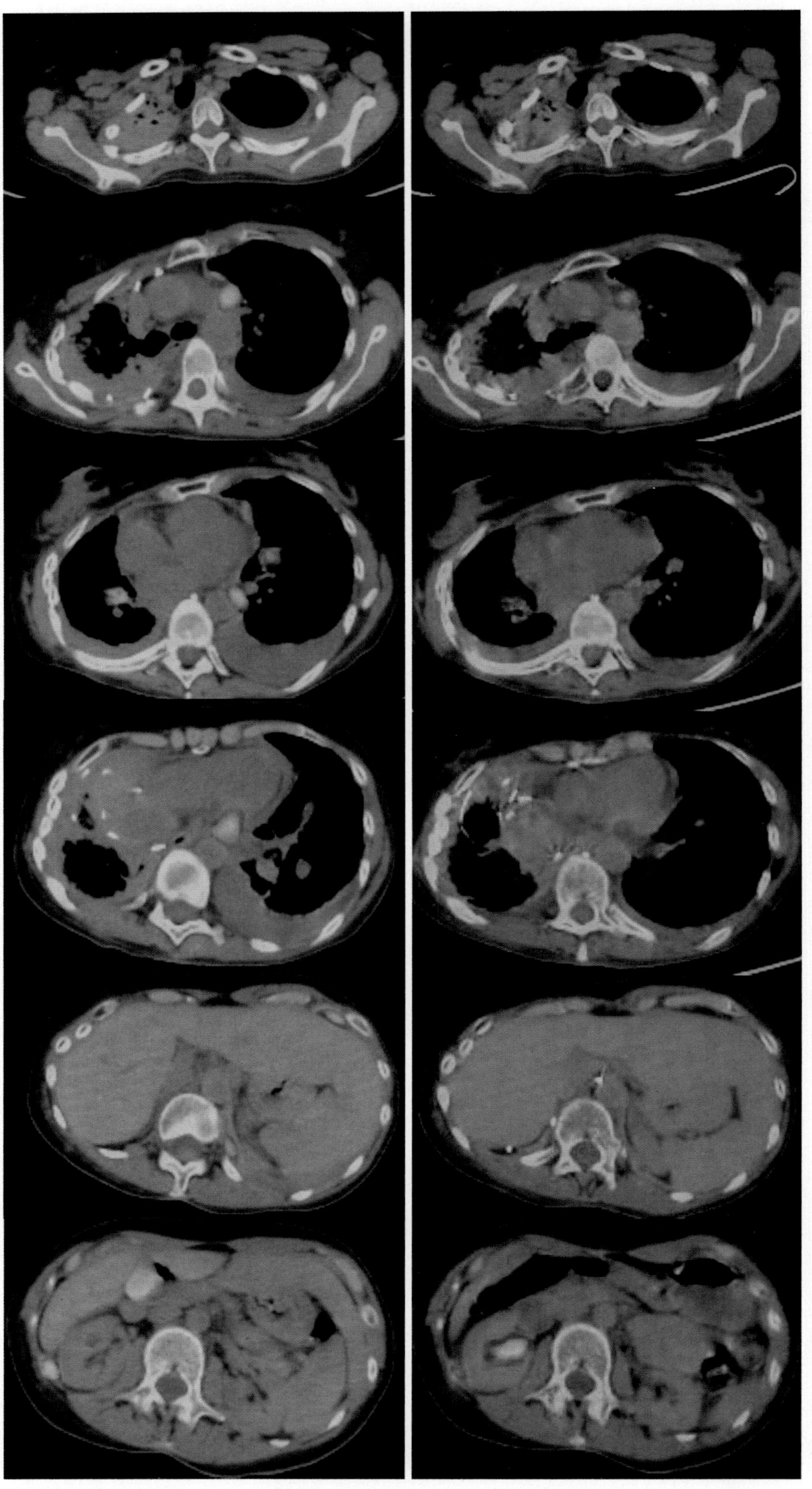

图5.9 基线（右图）和3个周期的免疫治疗后（左图）进行的胸膜间皮瘤定位的PET/CT轴位图的比较。在这个病例中，腋窝淋巴结增大伴有胸腔积液的增多

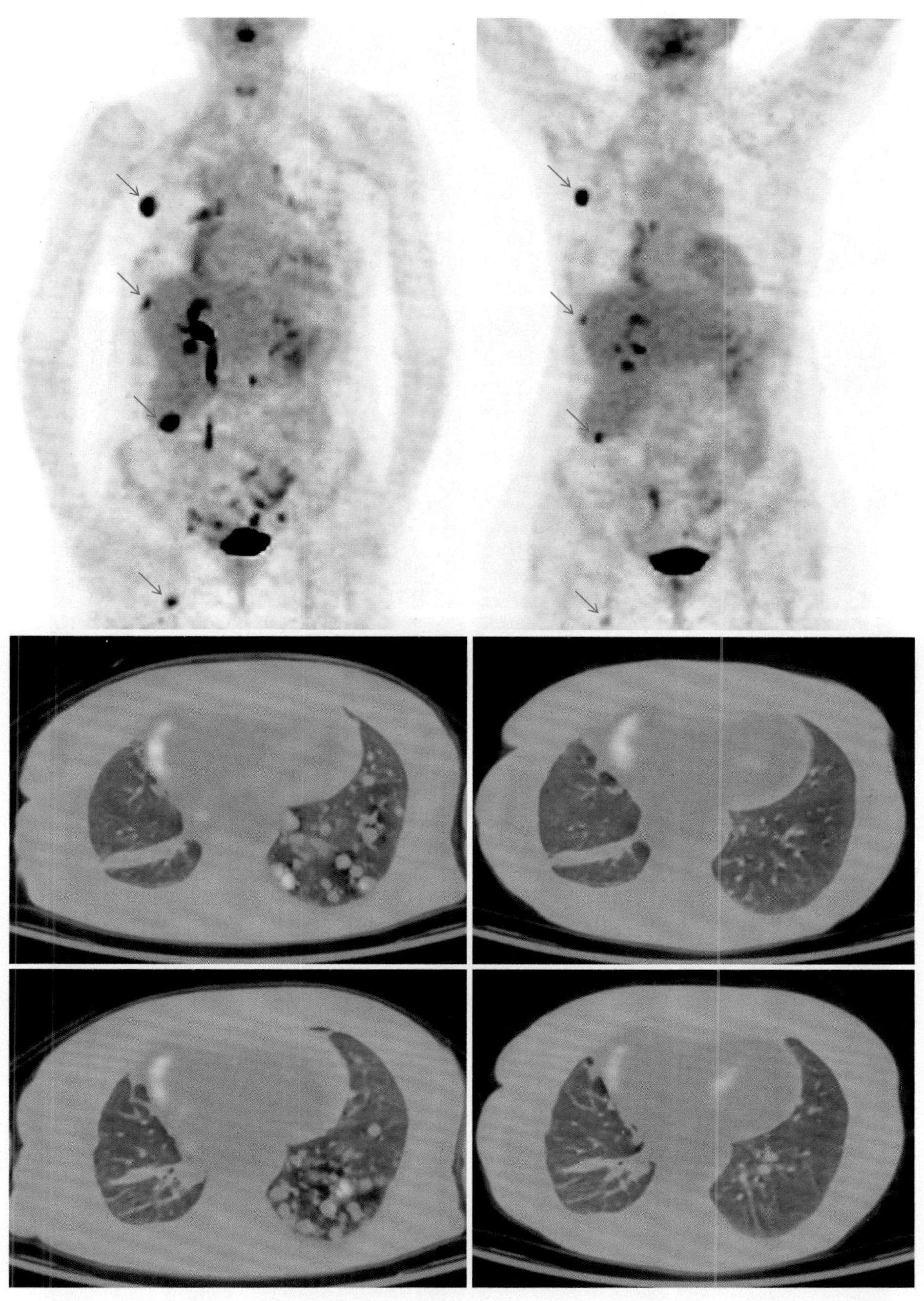

图5.10 基线（右图）和3个周期的免疫治疗后（左图）进行两次扫描的最大摄取强度和融合的^{18}F-FDG PET/CT视图。伴随着原转移性结节的增大（箭头），左肺结节新见多发摄取增高灶

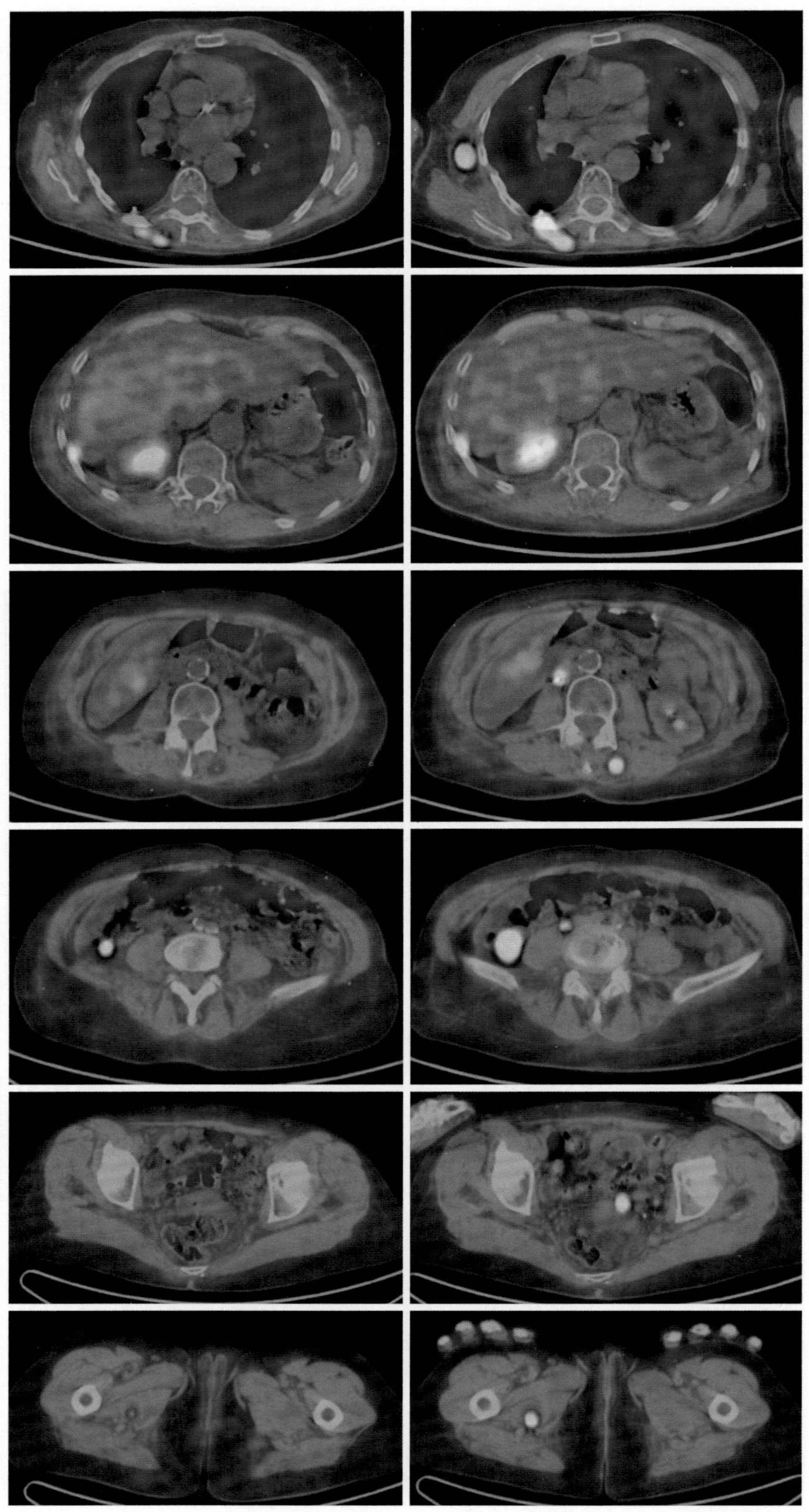

图5.11 基线（右图）和3个周期的免疫治疗后（左图）胸膜间皮瘤定位的PET/CT轴位图。值得强调的是，右大腿肌肉的结节在增强CT照射野之外，无法被CT发现，但在PET/CT上很容易被发现

（缪 康 张晓彤 译）

参考文献

1. Lopci E, Zucali PA, Ceresoli GL, et al. Quantitative analyses at baseline and interim PET evaluation for response assessment and outcome definition in patients with malignant pleural mesothelioma. Eur J Nucl Med Mol Imaging. 2015;42:667-75.
2. Novak AK, McDonnel A, Cook A. Immune checkpoint inhibitor for treatment of mesothelioma. Expert Opin Biol Ther. 2019;2:1-10.
3. van Zandwijk N, Clarke C, Henderson D, et al. Guidelines for the diagnosis and treatment of malignant pleural mesothelioma. J Thorac Dis. 2013;5(6):E254-307.
4. Alley EW, Lopez J, Santoro A, et al. Clinical safety and activity of pembrolizumab in patients with malignant pleural mesothelioma (KEYNOTE-028): preliminary results from a non-randomised, open-label, phase 1b trial. Lancet Oncol. 2017;18(5):623-30.
5. Disselhorst MJ, Quispel-Janssen J, Lalezari F, et al. Ipilimumab and nivolumab in the treatment of recurrent malignant pleural mesothelioma (INITIATE): results of a prospective, single-arm, phase 2 trial. Lancet Respir Med. 2019;7(3):260-70.
6. Byrne MJ, Nowak AK. Modified RECIST criteria for assessment of response in malignant pleural mesothelioma. Ann Oncol. 2004;15:257-60.
7. Bonomi M, De Filippis C, Lopci E, et al. Clinical staging of malignant pleural mesothelioma: current perspectives. Lung Cancer (Auckl). 2017;8:127-39.
8. Eisenhauer EA, Therasse P, Bogaerts J, et al. New response evaluation criteria in solid tumours: revised RECIST guideline (version 1.1). Eur J Cancer. 2009;45:228-47.
9. Zucali PA, Lopci E, Ceresoli GL, et al. Prognostic and predictive role of ^{18}F fluorodeoxyglucose positron emission tomography (FDG-PET) in patients with unresectable malignant pleural mesothelioma (MPM) treated with up-front pemetrexed-based chemotherapy. Cancer Med. 2017;6(10):2287-96.
10. Kanemura S, et al. Metabolic response assessment with ^{18}F-FDG PET/CT is superior to modified RECIST for the evaluation of response to platinum-based doublet chemotherapy in malignant pleural mesothelioma. Eur J Radiol. 2017;86:92-8.
11. Steinert HC, Santos Dellea MM, Burger C, Stahel R. Therapy response evaluation in malignant pleural mesothelioma with integrated PET/CT imaging. Lung Cancer. 2005;49(Suppl 1):S33-5.

6 黑色素瘤：^{18}F-FDG PET/CT评估免疫治疗后黑色素瘤的反应

Christos Sachpekidis，Antonia Dimitrakopoulou-Strauss

背景介绍

黑色素瘤是一种皮肤恶性肿瘤，其特征是黑色素细胞（特殊的色素细胞）不受控制地增殖，主要见于皮肤和眼睛[1]。侵袭性黑色素瘤仅占皮肤癌的1%，但却是绝大多数皮肤癌相关死亡的原因[2]。根据WHO的数据，全球每年发生132 000例黑色素瘤皮肤癌，平均诊断年龄为63岁[3]。它是男性第五大常见癌症，女性第七大常见癌症[4]。黑色素瘤的风险在全球范围内持续增加，尤其是在发达国家，特别是在高加索人中，自20世纪50年代中期以来，其发病率的上升速度超过了任何其他癌症类型[5]。据估计，死于黑色素瘤的人平均会失去20.4年的潜在寿命[6]。

大多数恶性黑色素瘤与日晒引起的紫外线（ultraviolet，UV）辐射有关。白种人，尤其是那些有红色或金色头发、皮肤白皙、有晒伤或雀斑倾向的人，患病风险更高[7]。黑色素瘤病变通常在常规皮肤检查中偶然发现。偶有患者会因持续的色素性皮肤损伤而被提醒，该损伤可能表现为大小、形状或颜色的变化。黑色素瘤可疑色素病变的特征包含在ABCDE首字母缩略词中，它代表不对称（asymmetry）、边界不规则（border irregularity）、颜色变化（color variation）、直径增大（diameter enlargement）和进化（evolution）[8]。这种病变应通过活检进行组织病理学评估，除确诊作用外，活检将基于布雷斯洛厚度、溃疡的存在和有丝分裂活动提供重要的预后信息[6]。原发性黑色素瘤的四种主要形式为恶性雀斑样痣黑色素瘤、浅表扩散型黑色素瘤、结节型黑色素瘤和肢端雀斑样黑色素瘤。恶性雀斑样痣黑色素瘤通常发生在老年人长期日晒损伤的皮肤上。浅表扩散型黑色素瘤是迄今为止最常见的黑色素瘤，可以发生在身体的任何部位，并与严重晒伤有关，尤其是在早期。结节型黑色素瘤影响所有身体表面，通常持续时间短，发生在年轻患者中。而肢端雀斑样黑色素瘤发生在手掌和脚掌的肢端皮肤以及甲床中，表现为与紫外线暴露不相关，在黑种人和亚洲人中更为常见[1, 7]。

黑色素瘤分期是基于美国癌症联合委员会（American Joint Committee on Cancer，AJCC）分期系统更新的第8版所描述的临床和病理信息，该系统根据原发肿瘤（T）、有无淋巴结（N）和远处转移（M）的特征对黑色素瘤进行分期[9]。在这种情况下，前哨淋巴结活检和成像模式发挥着关键作用。对于没有远处转移迹象但有淋巴结浸润风险的早期患者，前哨淋巴结（sentinel lymph node，SLN）活检已成为常规。对于厚度≥1 mm的肿瘤或皮肤有丝分裂像或溃疡的较薄黑色素瘤，建议进行前哨淋巴结活检[7]。这是基于黑色素瘤倾向于以有序的方式首先转移到区域淋巴结。如果前哨淋巴结（定义为直接引流原发肿瘤的淋巴结）被发现为转移性肿瘤阴性，那么该区域的其他淋巴结也很可能为阴性[10]。使用^{99m}锝-硫胶体或^{99m}锝-纳米胶体的淋巴闪烁照相术能够识别和精确定位前哨淋巴结——通过应用融合单光子发射计算机断层成像/计算机断层成像（SPECT/CT）。由于对最有可能被浸润的淋巴结的关注增加，使得N分期更加准确，同时减少了不必要的淋巴结清扫，从而降低了淋巴水肿的风险[11]。

常规成像在疾病的初始阶段（Ⅰ期和Ⅱ期）价值有限，只有在出现特定体征和症状时才有选择地使用[9]。然而，横截面成像模式对于晚期黑色素瘤的初始分期和随访非常重要（Ⅲ期和Ⅳ期）。尤其是，CT是评估黑色素瘤肺转移的首选放射学方法，而MR是评估颅内转移的首选方法[12-13]。与放射学技术类似，^{18}F-FDG PET/CT等分子成像方式在Ⅰ期和Ⅱ期的作用非常有限。然而，当临床怀疑在初始分期时存在局部或全身转移，临床怀疑复发，以及用于评估治疗反应时，PET/CT现在被认为是首选的成像方式[14]。^{18}F-FDG PET在检测转移瘤方面显示出非常令人满意的敏感性和特异性[15-16]——大大高于CT[17-18]。对20世纪90年代PET相关文献的系统回顾和荟萃分析表明，对于区域淋巴结和远处转移的检测，共有79%的敏感性和86%的特异性[19]。鉴于这些研究大多是在没有融合CT的情况下使用PET扫描仪进行的，随着几乎全面使用混合PET/CT的扫描仪，预计该模式的性能将大大提高。

黑色素瘤的治疗取决于疾病的阶段。如果早期诊断，则被认为是高度可治愈的，手术是主要治疗手段。大约80%的黑色素瘤病例通过外科手术切除[1]。然而，转移性黑色素瘤具有高度侵袭性行为，在现有疗法下基本是难治的，预后非常差，中位生存期约为7个月，5年生存率低于10%[20]。全身治疗是大多数Ⅳ期黑色素瘤患者的主要治疗方法。化疗是晚期黑色素瘤最早的全身治疗选择（1974年FDA批准），烷化剂达卡巴嗪是标准化疗药物。尽管联合化疗可以改善临床反应，但总体生存率（OS）并未明显改善[21-23]。然而，一些正在进行的临床试验仍然使用达卡巴嗪作为对照或与其他化学疗法、免疫疗法和靶向疗法相结合[24]。首次尝试将免疫疗法作为黑色素瘤的辅助治疗发生在20世纪90年代，当时应用了干扰素（IFN）。尽管这些药物的疗效至今充其量被认为是适度的[25-26]，但2017年发表的一项荟萃分析显示，辅助性干扰素-α（IFN-α）显著降低了复发风险，并提高了高危黑色素瘤患者的生存率[27]。然而，只有少数患者对IFN敏感[28]。高剂量白细胞介素-2也是一种免疫治疗剂，在精心挑选的转移性黑色素瘤患者中使用了20多年，具有良好表现，显示出与标准化疗相似的应答率[29]。然而，与化疗类似，首次尝试在该疗法中引入免疫疗法来治疗黑色素瘤，未能显著改变该疾病的状况。

如今，针对药物性激酶的小分子靶向治疗，如BRAF，是含有相应突变的转移性黑色素瘤患者的一线治疗。约有40%的黑色素瘤患者中发现BRAF致癌基因突变，一些小分子抑制剂被用于阻断激酶功能[30]。维莫非尼是一种三磷酸腺苷竞争性、可逆性和高选择性抑制剂，于2011年被FDA批准用于BRAF突变的转移性黑色素瘤患者，与传统化疗相比，它显示出更好的反应、总生存和无进展生存率（PFS）[31]。达拉非尼也是一种BRAF抑制剂，在证明与达卡巴嗪相比无进展生存显著改善后，于2013年获得FDA批准[32]。选择性BRAF抑制剂维莫非尼和达拉非尼的靶向治疗具有快速反应的优势，因此可用于高度晚期症状患者。然而，耐药性的发展是这种治疗的主要障碍，导致在开始治疗几个月后失去疗效[33]。

最近免疫检查点抑制剂的引入标志着黑色素瘤免疫治疗进入最新和最有希望的时代，带来患者生存率的空前提高。伊匹木单抗是一种全人类重组单克隆抗体，通过阻断CTLA-4发挥作用，被认为是这方面的标志性药物。伊匹木单抗治疗转移性黑色素瘤，中位OS为10.1个月，PFS为4.4个月，是FDA和EMA 2011年批准的十多年来第一种治疗晚期黑色素瘤的免疫治疗剂[34-36]。应用于黑色素瘤的第二类免疫检查点抑制剂包括抗PD-1单克隆抗体。PD-1抑制剂纳武利尤单抗和帕博利珠单抗也显示出生存获益，并于2014年被批准用于黑色素瘤的治疗[37-40]。这些抗PD-1单克隆抗体既可作为单一药物使用，也可与伊匹木单抗联合使用，后者目前很少用作单一疗法[41-42]。与靶向治疗相比，免疫治疗的反应通常较慢，但肿瘤控制可以在相对长期的基础上实现[43]。对于晚期黑色素瘤，选择靶向治疗还是系统的免疫治疗作为一线治疗，取决于患者的突变状态。

同时，这种新的免疫治疗方法的出现提出了适当的治疗反应评估问题，因为这些药物的作用机制明显不同于细胞毒性化疗——部分导致非典型反应模式和一些新的免疫相关不良事件（irAE）——免疫治疗诱导的肿瘤反应达到其全部潜能所需的时间通常更长[44-46]。在这种情况下，一方面，血清乳酸脱氢酶（LDH）仍然是与治疗反应相关的最具影响力的因素之一[9]；LDH水平的降低可预测接受伊匹木单抗治疗的转移性黑色素瘤患者的疾病控制和生存效益[47]。另一方面，为评估细胞毒性化疗而制定的既定放射学标准似乎不适合这些新型药物的评估[48]。这导致2009年在WHO标准的基础上引入了一套新的反应标准，即免疫相关反应标准（immune-related response criteria，irRC），用于描述接受免疫治疗的晚期黑色素瘤患者的反应模式[49]。irRC与应用最广泛的实体瘤反应评价标准（RECIST）之间的主要区别在于免疫治疗期间测量整个肿瘤体积，而不是仅关注靶病灶。基于这一概念，如果与基线研究相比，整个肿瘤体积没有增加25%以上，那么一个新发转移病灶的出现不一定与肿瘤进展相关。此外，irRC标准包括建议在首次评估后不少于4周进行随访研究。2017年，RECIST标准进行了一系列修改，以解释免疫治疗中出现的这些非典型反应模式，尤其是假性进展现象，即有时在肿瘤负荷开始下降之前出现的明显的肿瘤生长[50]。

然而，假性进展是一种相当罕见的现象，在黑色素瘤中的发生率低于10%。此外，经验表明，它可以通过定期的随访来解决[49，51]。

如前所述，^{18}F-FDG PET/CT被认为是检测晚期黑色素瘤转移性疾病的选择性影像学技术。因此，该方式似乎是监测黑色素瘤免疫治疗的一个有吸引力的工具。最近发表的文献越来越多地强调了^{18}F-FDG PET在预测黑色素瘤对免疫治疗药物的治疗反应中的潜在作用[52-57]。在PET/CT领域知识累积的驱动下，在本章中，我们旨在展示免疫检查点抑制剂治疗模式下的转移性黑色素瘤患者的一些典型案例（图6.1～图6.10）。对几种免疫检查点抑制剂irAE的不同代谢模式和放射学表现也将进行介绍和讨论。

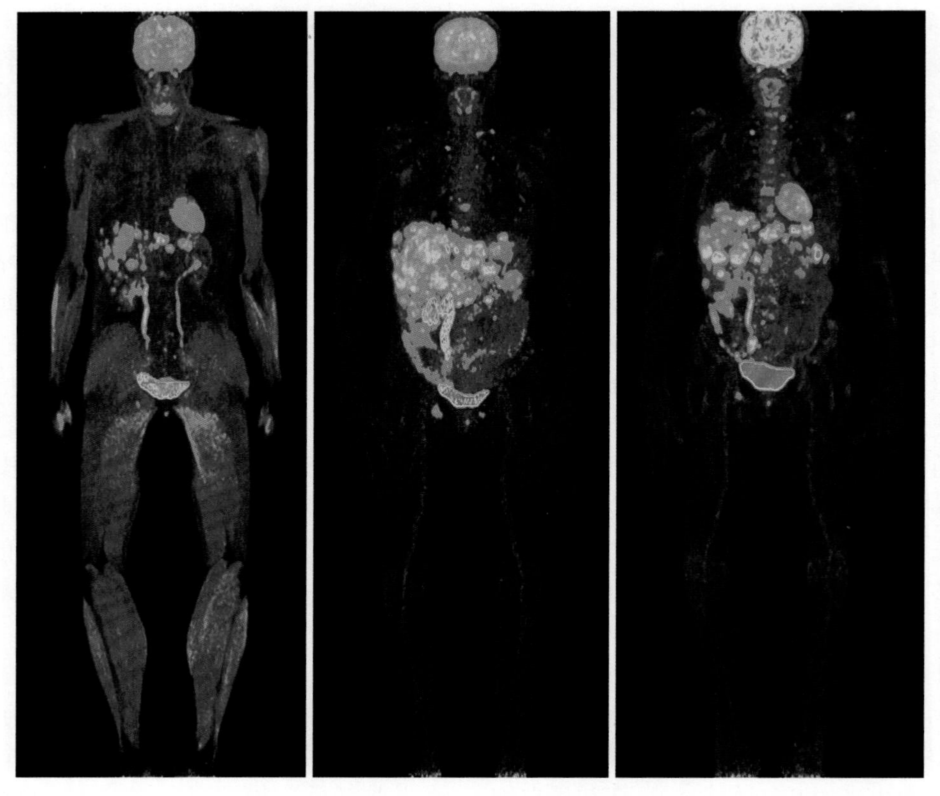

图6.1 一名63岁女性患者，患有不可切除的转移性黑色素瘤，计划接受伊匹木单抗治疗，并采用^{18}F-FDG PET/CT进行分期和治疗监测。治疗开始前的PET/CT最大密度投影图像（左）显示弥漫性肝受累，伴多发性转移性病变以及小的骨骼病变。两个周期的伊匹木单抗（中）后进行的中期PET/CT显示肝和骨骼转移的明显进展。在完成4个周期的伊匹木单抗治疗后，患者接受了第3次PET/CT（右）以进行治疗反应评估，提示疾病进一步进展

教学点：大多数在免疫治疗下明确疾病进展的病例不会对通过PET/CT解释构成挑战

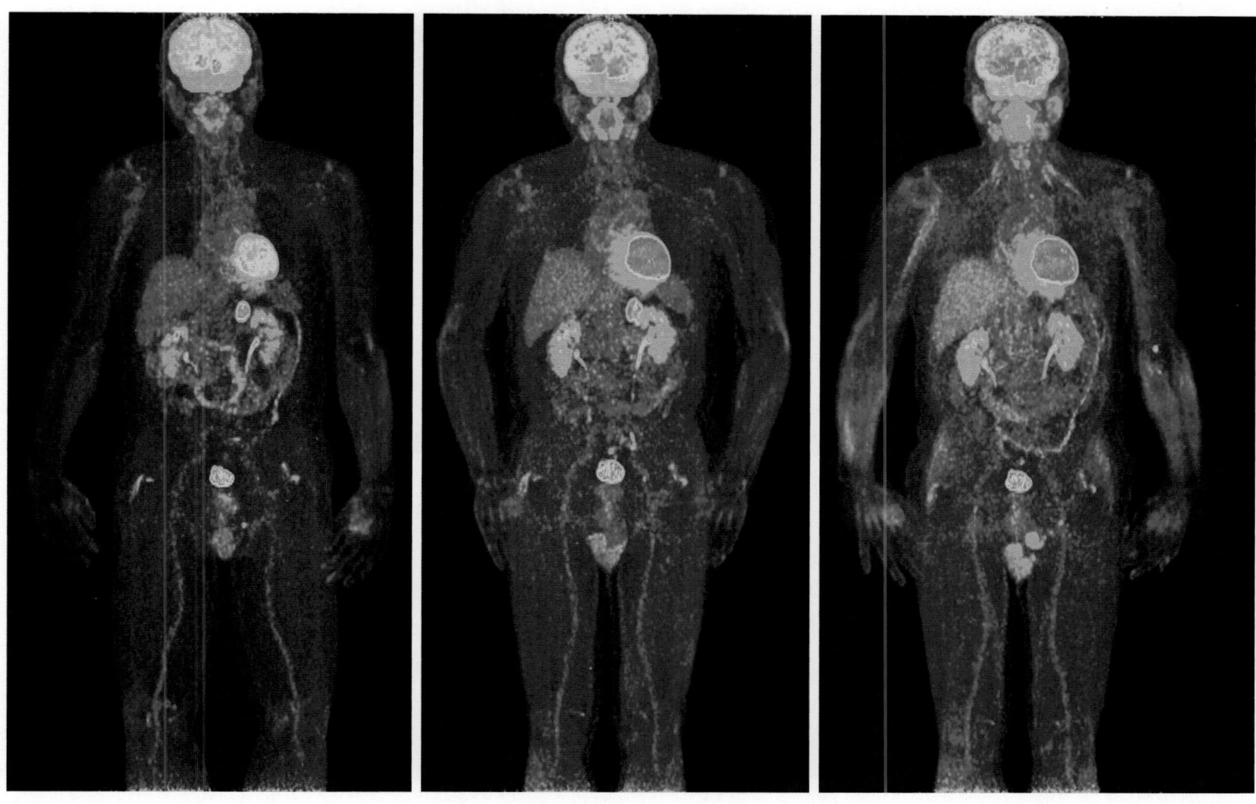

图6.2　一名20多年前切除原发性左肩黑色素瘤的68岁男性患者被证实有转移性疾病，因此计划使用伊匹木单抗进行治疗。免疫治疗开始前的基线^{18}F-FDG PET/CT（左）显示左肾上腺有高代谢、转移性病变，最大标准摄取值（SUV_{max}）为24.7。经过两个周期的治疗后，早期随访PET/CT（中）显示病变的代谢活性略有下降（SUV_{max}为21.3），未发现新病灶出现。4个周期治疗结束时的PET/CT（右）显示肾上腺转移性病变的完全代谢缓解

教学点：这是一例在伊匹木单抗治疗下的完全代谢反应。根据中期PET/CT和EORTC标准，由于SUV下降低于25%，患者将被归类为稳定代谢疾病[58]。然而，完成4个周期治疗后的最终结果证明是完全缓解，反映出对该药物的明确反应

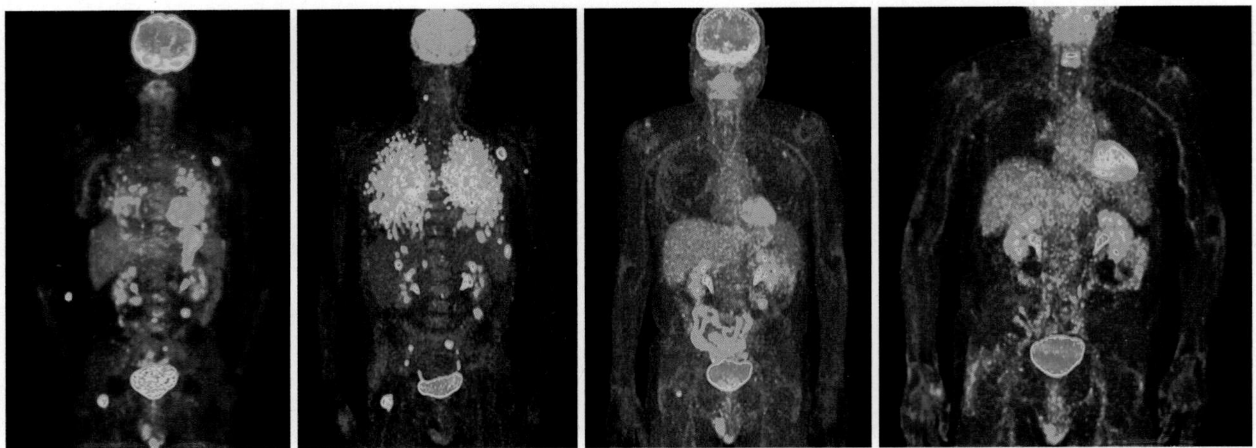

图6.3 一名黑色素瘤患者在接受伊匹木单抗治疗（第1张图像）之前接受^{18}F-FDG PET/CT检查，发现患有播散性肺部疾病并伴有肝、腹部和骨骼转移。在给予两个周期的伊匹木单抗治疗后，患者表现出明显的进展，肿瘤负荷大于伊匹木单抗开始治疗前（第2张图像）。由于疾病进展迅速，且存在BRAF V600突变，因此加用了维莫非尼作为个体化治疗方案。在完成伊匹木单抗/维莫非尼联合治疗约3个月后，随访PET/CT显示只有一个可疑的小肠新病灶，一个病灶位于右股骨头，没有其他转移灶进展（第3张图像）。在开始使用维莫非尼15个月后，由于一过性疾病进展，患者还接受了4个周期的PD-1抑制剂帕博利珠单抗。患者开始免疫治疗42个月后，尚未达到生存终点，正在接受定期影像学监测，并且已经超过了该疾病的预期生存率（第4张图像）

教学点：抗CTLA4抗体伊匹木单抗和BRAF抑制剂维莫非尼提高了生存率，成为黑色素瘤治疗新时代首批获得美国FDA批准的药物。免疫检查点抑制剂和激酶抑制剂联合使用的基本原理是为肿瘤负荷大的患者实现长期疾病控制。尽管现有数据仍然相当有限，但首次公布的关于联合应用伊匹木单抗和维莫非尼治疗BRAF V600突变患者的结果表明，其安全性可控制，疗效数据令人满意[33, 46]。此外，PET/CT似乎是评估接受靶向治疗和免疫治疗患者的有价值的工具[59]

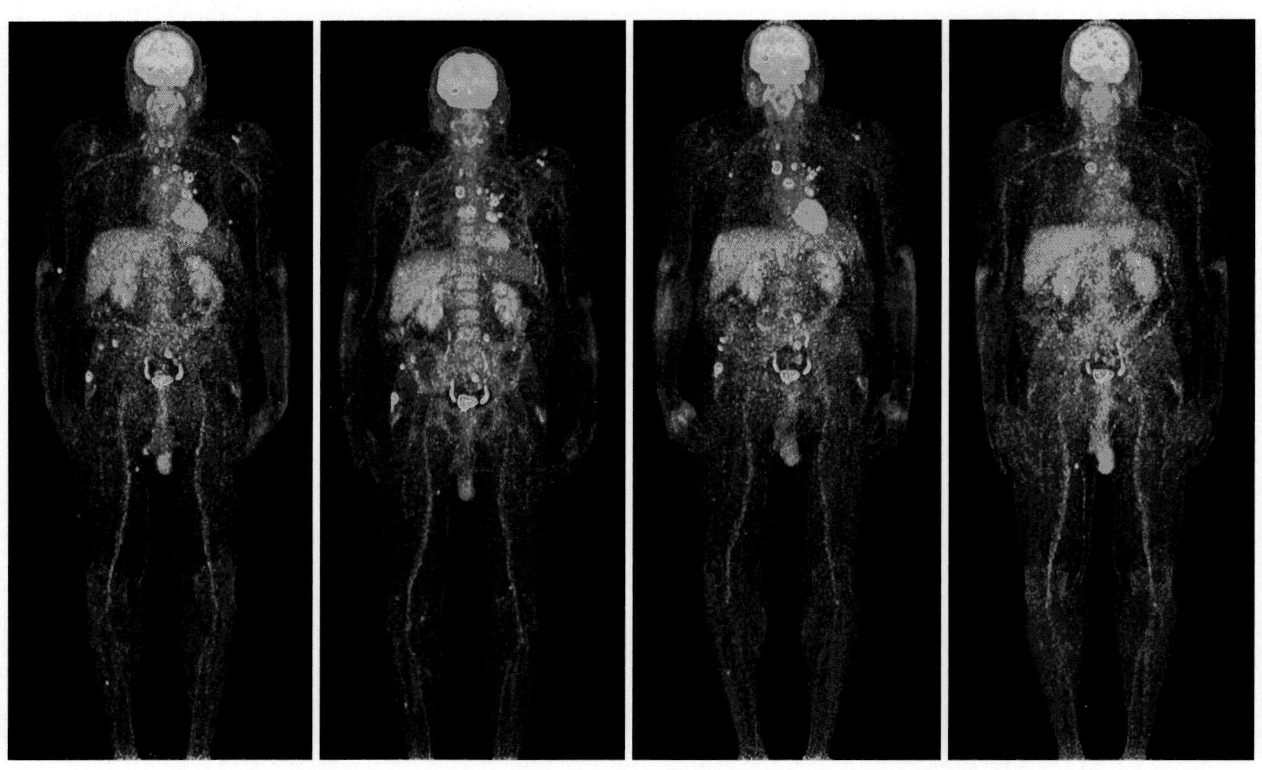

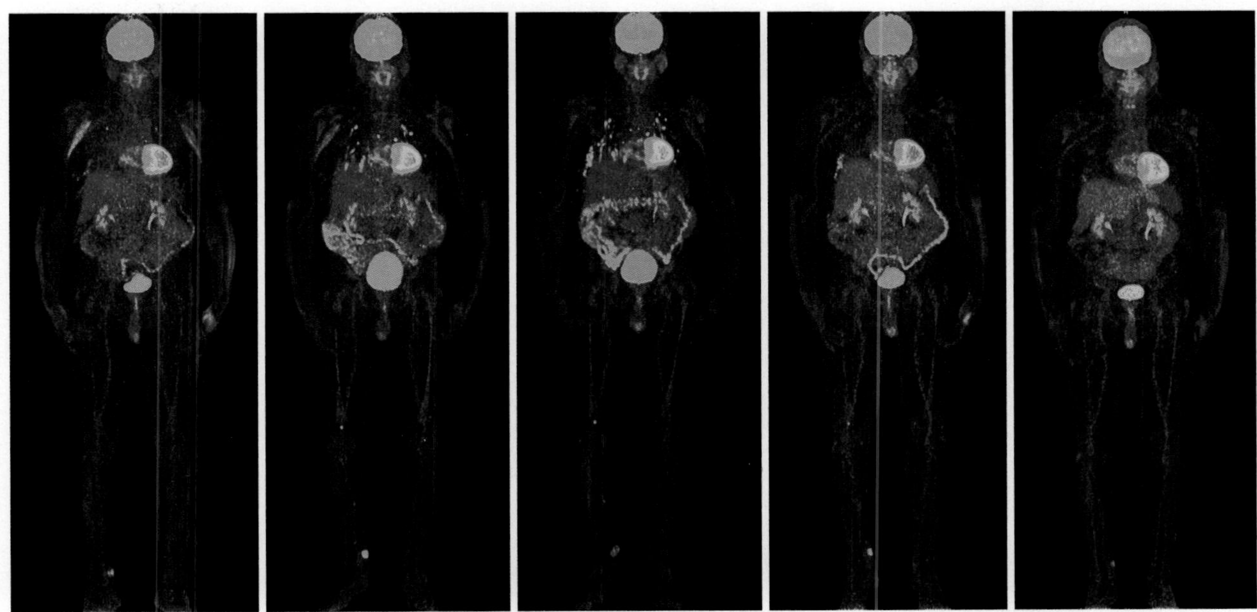

图6.5 一名有胫骨原发性黑色素瘤切除史和两个肺部转移性病灶切除史的男性患者计划接受免疫治疗。基线PET/CT检查显示有多处肺转移瘤和右小腿软组织病变（第1张图像）。在两个周期（第2张图像）和4个周期伊匹木单抗（第3张图像）后进行的2次PET/CT随访显示疾病进展，包括转移病灶数量、代谢活性和大小的进展。治疗结束后继续进行监测，有趣的是，在未进行进一步治疗的情况下，在伊匹木单抗治疗结束1个月（第4张图像）显示部分代谢反应，4个月后（第5张图像）更显著。一个有趣的发现是，在基线研究中，降结肠和乙状结肠的^{18}F-FDG摄取适度增加的放射学征象，在伊匹木单抗治疗后，^{18}F-FDG摄取明显增加，以及大肠其余部分的摄取增加是irAE的征象。在伊匹木单抗给药结束后4个月的最后一次随访研究中，该症状消失

教学点：这是一例患者在免疫治疗初始出现疾病进展，治疗结束后出现迟发反应的例子。如前所述，免疫检查点抑制剂通常需要比靶向药物或常规化疗更多的时间才能充分发挥其潜力。肠道中度、弥漫性增强的^{18}F-FDG活性被认为是示踪剂的生理分布。结肠或结肠段明显增强的摄取被认为是结肠炎的标志。在本病例中，结肠中的^{18}F-FDG摄取在免疫治疗给药期间明显增加，并在治疗结束后消失。目前已经通过^{18}F-FDG PET/CT在接受免疫治疗的患者中检测到各种irAE。特别是结肠炎，是一种常见的与伊匹单抗相关的irAE[45, 61-62]

图6.4 一位67岁有非小细胞肺癌病史的转移性黑色素瘤患者在开始伊匹木单抗单药治疗前接受了基线^{18}F-FDG PET/CT检查，显示多发性颈部、纵隔、肠系膜和软组织转移（第1张图像）。在两个周期（第2张图像）和4个周期伊匹木单抗（第3张图像）治疗后进行的PET/CT扫描显示病情稳定，黑色素瘤病变的数量或代谢活性无明显变化。然而，在伊匹木单抗治疗完成2个月后，在没有任何进一步治疗的情况下，大多数病灶已经消退，没有新的病灶出现（第4张图像）。患者表现为部分代谢反应

教学点：这是一个最初表现为疾病代谢稳定但在治疗数月后表现为晚期反应的患者。由于其独特的作用机制，将免疫检查点抑制剂引入临床实践提出了适当的治疗反应评估的问题。特别是，免疫治疗诱导的肿瘤反应达到其全部潜能所需的时间通常比常规治疗更长。这意味着对免疫治疗的反应可能较慢，并且可以在相对长期的基础上实现肿瘤控制[60]

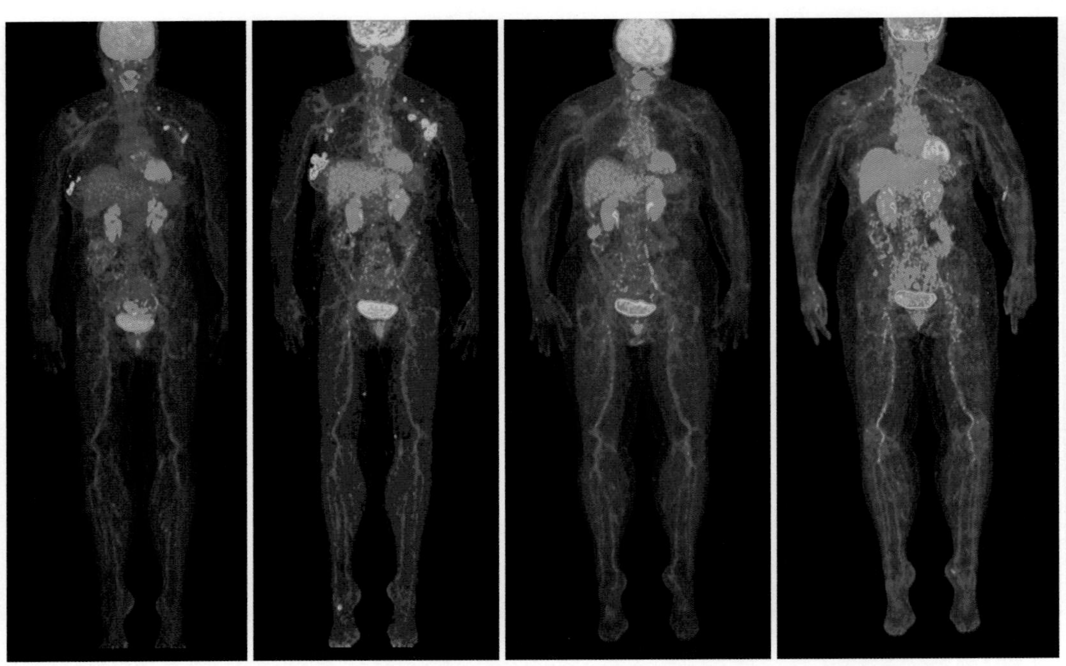

图6.6 一名77岁女性患者，背部原发性黑色素瘤切除史、腋窝淋巴结切除以及两个肺部病变切除史，在显示多个淋巴结、乳腺和其他软组织转移后，计划使用抗CTLA-4抗体伊匹木单抗进行单药治疗（第1张图像）。在完成4个周期的伊匹木单抗治疗后，随访PET/CT进行治疗反应评估，提示明确的疾病进展（第2张图像）。结果，患者改用PD-1抑制剂纳武利尤单抗，并在使用纳武利尤单抗两个周期后进行早期PET/CT检查。扫描显示转移性疾病的完全代谢缓解（第3张图像，请注意左侧输尿管中的^{18}F-FDG滞留和右侧结肠弯曲中的非特异性FDG摄取）。之后，患者继续接受纳武利尤单抗单药治疗，并接受PET/CT监测。44次纳武利尤单抗后进行的PET/CT扫描显示完全缓解的持续性，没有活动性疾病的迹象（第4张图像）

教学点：这是一例患者对伊匹木单抗阻断CTLA-4表现出抵抗，但对纳武利尤单抗的PD-1抑制有早期和持久反应的案例。这种现象可以解释为PD-1和CTLA-4阻断剂在T细胞反应途径中的不同位置起作用，这也导致了这些免疫治疗的联合疗法的引入[63-64]

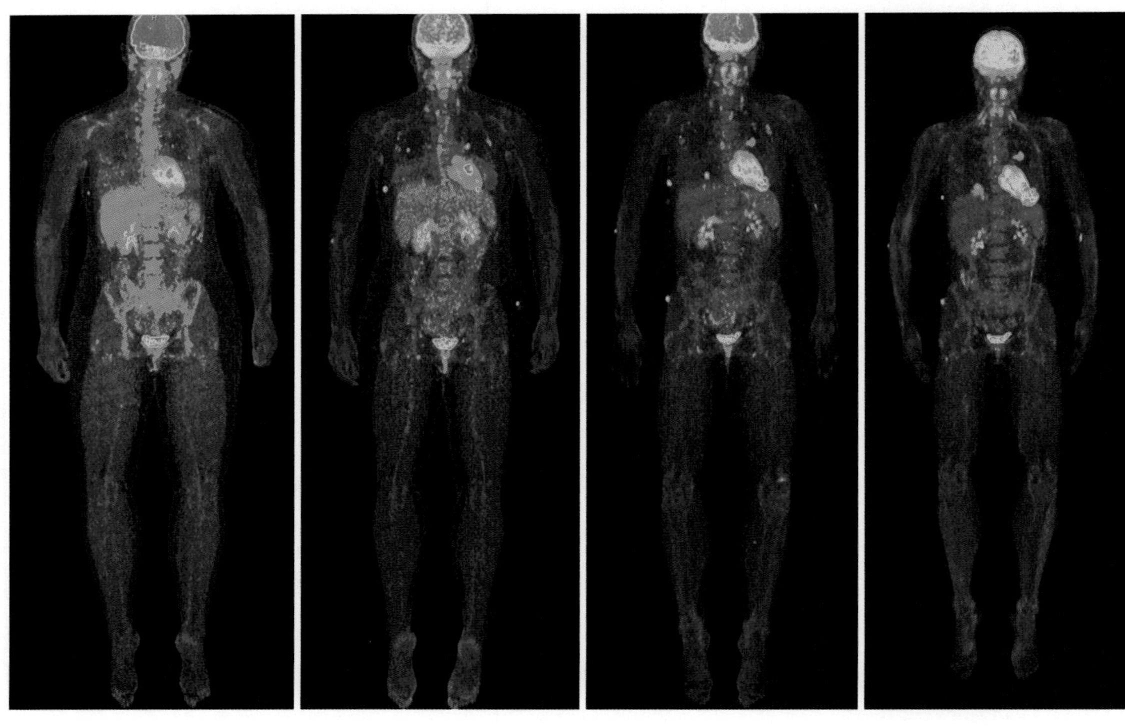

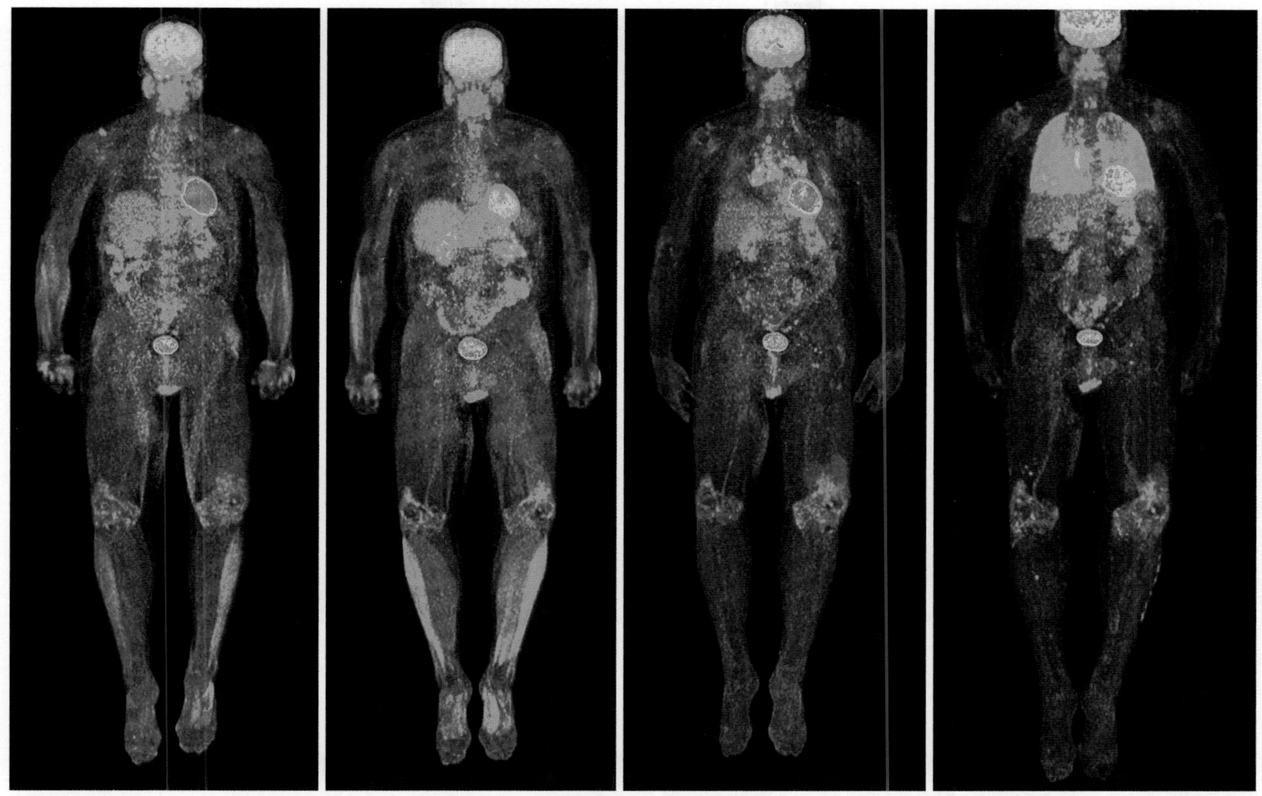

图6.8 一名有足部黑色素瘤病史，腹股沟淋巴结、大腿皮肤和乳房转移的患者，计划接受伊匹木单抗/纳武利尤单抗的联合治疗。基线PET/CT（第1张图像）以及一个周期联合治疗后的PET/CT（第2张图像）均未显示有代谢活性病变的迹象。联合应用伊匹木单抗/纳武利尤单抗4个周期后，在纵隔和肺门淋巴结中以对称模式显示^{18}F-FDG活性增加（第3张图像）。继续使用纳武利尤单抗3个周期，随访扫描显示淋巴结缓解，但同时肺部出现新的、弥漫的、代谢活跃的肺泡实变（第4张图像）。纵隔淋巴结活检显示结节病。这些发现表明在随访期间（此处未显示）病情缓解

教学点：由于其独特的抗癌机制，部分涉及活化T细胞释放的细胞因子，免疫治疗与累积、剂量依赖性irAE相关[65]。在接受免疫检查点抑制剂治疗的患者中，约有5%的患者出现“肉瘤样”淋巴结分布的放射学表现[66-69]。有趣的是，irAE与免疫治疗药物的临床益处之间存在关联[20, 70-71]

图6.7 一名20岁女性患者，患有Ⅳ期黑色素瘤，伴乳腺转移、淋巴结和皮肤转移，计划联合应用伊匹木单抗和纳武利尤单抗治疗（第1张图像）。经过两个周期的综合治疗后，患者腋窝和纵隔出现新的转移病灶，以及已经存在的病灶的大小和代谢活性增加（第2张图像）。患者接受了两个周期以上的伊匹木单抗/纳武利尤单抗治疗，并显示混合反应模式，一些病变缓解，同时出现其他新病变（第3张图像）。随即停止治疗，并在治疗结束后1个月进行PET/CT随访。患者大部分病灶的^{18}F-FDG代谢降低呈现出部分缓解，其他转移灶完全缓解（第4张图像）

教学点：该病例突出了转移性黑色素瘤免疫治疗反应评估的复杂性。在治疗初期出现明显进展后，患者表现出混合反应模式，部分病变缓解，并出现新病变。在黑色素瘤的日常临床实践中，这种病例并不少见，并且证明需要定期随访研究来评估治疗效果

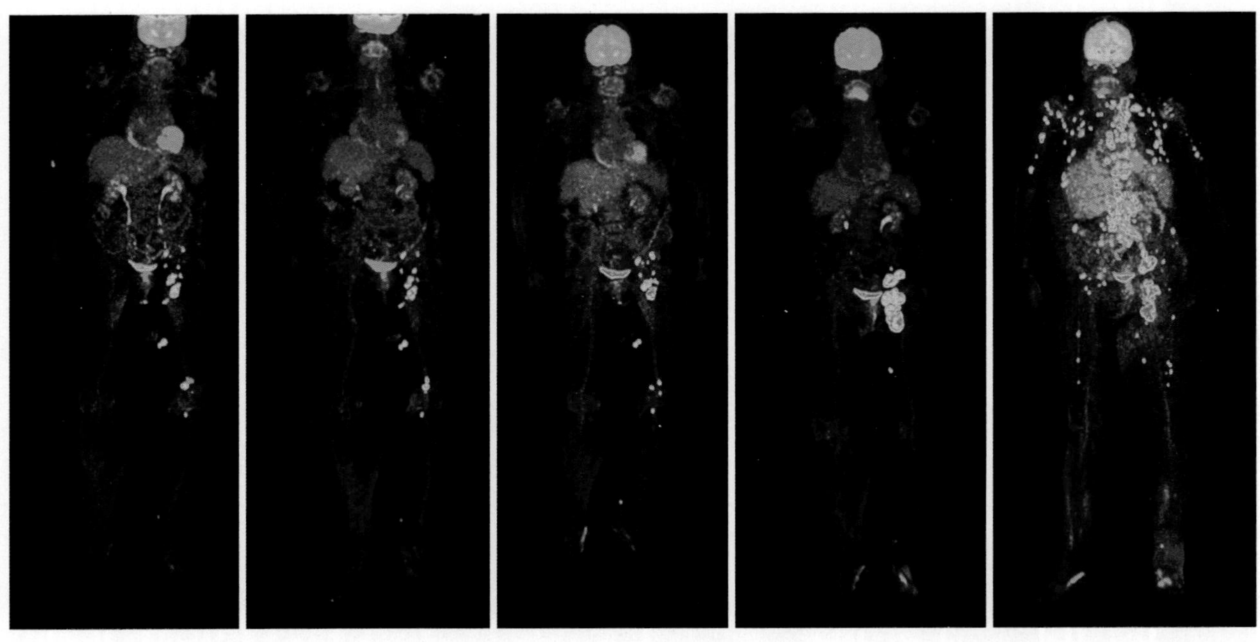

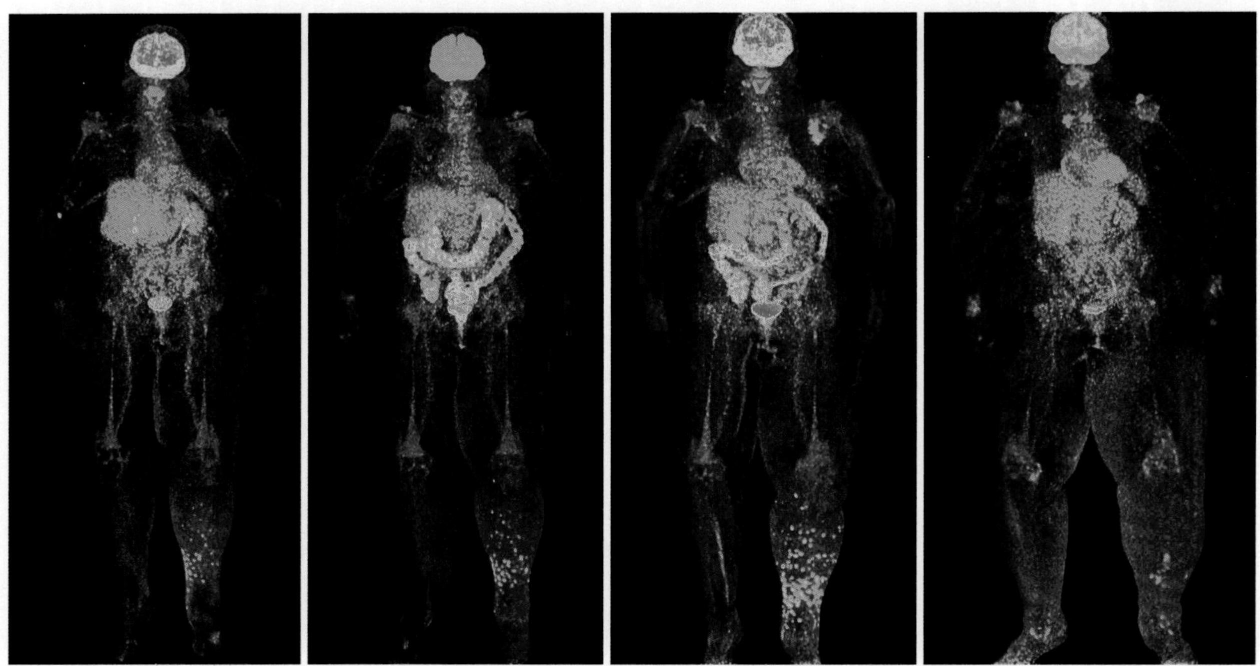

图6.10 一名患有原发性左脚黑色素瘤的女性患者，随后在计划进行的免疫治疗期间，通过PET/CT（第1张图像）检查，左小腿出现多发、小的皮肤病变。她接受了两个周期的伊匹木单抗治疗，肿瘤状态没有明显变化，但在第一次随访PET/CT（第2张图像）上有强烈的结肠炎放射学征象。在完成4个周期伊匹木单抗给药后，PET/CT显示疾病进展，转移病灶的数量和代谢增加，同时持续出现结肠炎的放射学征象（第3张图像）。然后，患者转而接受其他免疫疗法，包括纳武利尤单抗。免疫治疗后大约3年，所有黑色素瘤病变均消退，没有出现任何新的疾病部位（第4张图像）

教学点：这是另一例在伊匹木单抗治疗下最初出现进展性疾病的患者，然后在纳武利尤单抗治疗下出现长期反应。结肠炎在免疫治疗的早期出现。对本研究结果最明显的解释是对CTLA-4阻断的最初抵抗，以及对PD-1阻断的持久反应。然而，鉴于免疫检查点抑制剂需要很长时间才能显示其治疗潜力，并且irAE（如结肠炎）与免疫治疗的临床益处之间可能存在关联，我们还可以假设，但尚未证明，在这种情况下观察到的长期效应可能是两种药物的协同作用[20，70-71]

图6.9 一名85岁女性黑色素瘤患者，已知有髂淋巴结和腹股沟淋巴结转移以及左上肢和小腿软组织转移（第1张图像），开始接受抗PD-1帕博利珠单抗免疫治疗。在2个（第2张图像）和4个周期帕博利珠单抗（第3张图像）治疗后的随访扫描显示，已经存在的病变有一个小的疾病进展。开始治疗9个月后，尽管左肢部分病变消退，但腹股沟淋巴结明显进展，形成团块（第4张图像）。在开始免疫治疗18个月后，同时额外应用达卡巴嗪并照射腹股沟淋巴结团块，观察到一个显著的疾病进展（第5张图像）

教学点：最初患者在帕博利珠单抗治疗下仅出现轻微的疾病进展。基于第4次扫描的治疗反应可以被描述为混合反应，因为一些转移性病变消失，腹股沟病变进展。然而，尽管应用了联合疗法，疾病仍不幸进展。这是转移性黑色素瘤的复杂和侵袭行为的一个例子，即便在几种治疗干预下也是如此

（张馨木　斯晓燕　张　力　译）

参考文献

1. Gray-Schopfer V, Wellbrock C, Marais R. Melanoma biology and new targeted therapy. Nature. 2007;445(7130):851-7.
2. American Cancer Society. Cancer facts & figures 2017; 2017. http://www.cancer.org/acs/groups/content/@editorial/documents/document/acspc-048738.pdf. Accessed 4 Jan 2019.
3. World Health Organization. Skin cancers. http://www.who.int/uv/faq/skincancer/en/index1.html. Accessed 3 Jan 2019.
4. Guy GP Jr, Thomas CC, Thompson T, et al. Vital signs: melanoma incidence and mortality trends and projections—United States, 1982-2030. MMWR Morb Mortal Wkly Rep. 2015;64(21):591-6.
5. Matthews NH, Li W, Qureshi AA, Weinstock MA, Cho E. Epidemiology of melanoma. In: Ward WH, Farma JM, editors. Cutaneous melanoma: etiology and therapy. Brisbane: Codon Publications; 2017.
6. Ekwueme DU, Guy GP, Li C, Rim SH, Parelkar P, Chen SC. The health burden and economic costs of cutaneous melanoma mortality by race/ethnicity—United States, 2000 to 2006. J Am Acad Dermatol. 2011;65:S133-43.
7. Billings SD. Tumors and tumorlike conditions of the skin. In: Goldblum JR, Lamps LW, McKenney JK, Myers JL, editors. Rosai and Ackerman's surgical pathology. 11th ed. Philadelphia: Elsevier; 2018.
8. Abbasi NR, Shaw HM, Rigel DS, et al. Early diagnosis of cutaneous melanoma: revisiting the ABCD criteria. JAMA. 2004;292(22):2771-6.
9. Amin MB, Edge S, Greene F, Byrd DR, Brookland RK, Washington MK, Gershenwald JE, Compton CC, Hess KR, Sullivan DC, Jessup JM, Brierley JD, Gaspar LE, Schilsky RL, Balch CM, Winchester DP, Asare EA, Madera M, Gress DM, Meyer LR, editors. AJCC cancer staging manual. 8th ed. New York: Springer; 2017.
10. Cochran AJ, Wen DR, Huang RR, Wang HJ, Elashoff R, Morton DL. Prediction of metastatic melanoma in nonsentinel nodes and clinical outcome based on the primary melanoma and the sentinel node. Mod Pathol. 2004;17(7):747-55.
11. Gershenwald JE, Ross MI. Sentinel-lymph-node biopsy for cutaneous melanoma. N Engl J Med. 2011;364(18):1738-45.
12. Stodell M, Thompson JF, Emmett L, Uren RF, Kapoor R, Saw RPM. Melanoma patient imaging in the era of effective systemic therapies. Eur J Surg Oncol. 2017;43(8):1517-27.
13. Parameswaran BK, Lau WFE. Radiological imaging in melanoma. In: Hofman MS, Hicks RJ, editors. PET/CT in melanoma. Cham: Springer; 2017.
14. Hofman MS. Hicks RJ role of PET/CT in melanoma. In: Hofman MS, Hicks RJ, editors. PET/CT in melanoma. Cham: Springer; 2017.
15. Holder WD Jr, White RL Jr, Zuger JH, Easton EJ Jr, Greene FL. Effectiveness of positron emission tomography for the detection of melanoma metastases. Ann Surg. 1998;227:764-9; discussion 769-771.
16. Swetter SM, Carroll LA, Johnson DL, Segall GM. Positron emission tomography is superior to computed tomography for metastatic detection in melanoma patients. Ann Surg Oncol. 2002;9:646-53.
17. Rinne D, Baum RP, Hor G, Kaufmann R. Primary staging and follow-up of high risk melanoma patients with whole-body ^{18}F-fluorodeoxyglucose positron emission tomography: results of a prospective study of 100 patients. Cancer. 1998;82:1664-71.
18. Xing Y, Bronstein Y, Ross MI, et al. Contemporary diagnostic imaging modalities for the staging and surveillance of melanoma patients: a metaanalysis. J Natl Cancer Inst. 2011;103:129-42.
19. Mijnhout GS, Hoekstra OS. van Tulder MW, Teule GJ, DevilléWL. Systematic review of the diagnostic accuracy of 18Ffluorodeoxyglucose positron emission tomography in melanoma patients. Cancer. 2001;91:1530-42.
20. Downey SG, Klapper JA, Smith FO, et al. Prognostic factors related to clinical response in patients with metastatic

melanoma treated by CTL-associated antigen-4 blockade. Clin Cancer Res. 2007;13(22 Pt 1):6681-8.
21. Eggermont AM, Kirkwood JM. Reevaluating the role of dacarbazine in metastatic melanoma: what have we learned in 30 years? Eur J Cancer. 2004;40:1825-36.
22. Patel PM, Suciu S, Mortier L, et al. Extended schedule, escalated dose temozolomide versus dacarbazine in stage Ⅳ melanoma: final results of a randomised phase Ⅲ study (EORTC18032). Eur J Cancer. 2011;47:1476-83.
23. Wilson MA, Schuchter LM. Chemotherapy for melanoma. Melanoma. New York: Springer; 2016. p. 209-29.
24. Domingues B, Lopes JM, Soares P, Pópulo H. Melanoma treatment in review. Immunotargets Ther. 2018;7:35-49.
25. Wheatley K, Ives N, Hancock B, Gore M, Eggermont A, Suciu S. Does adjuvant interferon-alpha for high-risk melanoma provide a worthwhile benefit? A meta-analysis of the randomised trials. Cancer Treat Rev. 2003;29:241-52.
26. Mocellin S, Pasquali S, Rossi CR, Nitti D. Interferon alpha adjuvant therapy in patients with high-risk melanoma: a systematic review and meta-analysis. J Natl Cancer Inst. 2010;102:493-501.
27. Ives NJ, Suciu S, Eggermont AM, et al. Adjuvant interferon-α for the treatment of high-risk melanoma: an individual patient data metaanalysis. Eur J Cancer. 2017;82:171-83.
28. Eggermont AM, Suciu S, Rutkowski P, et al. Long term follow up of the EORTC 18952 trial of adjuvant therapy in resected stage ⅡB-Ⅲ cutaneous melanoma patients comparing intermediate doses of interferon-alpha-2b (IFN) with observation: ulceration of primary is key determinant for IFN-sensitivity. Eur J Cancer. 2016;55:111-21.
29. Petrella T, Quirt I, Verma S, Haynes AE, Charette M, Bak K, et al. Single-agent interleukin-2 in the treatment of metastatic melanoma: a systematic review. Cancer Treat Rev. 2007;33(5):484-96.
30. Davies H, Bignell GR, Cox C, et al. Mutations of the BRAF gene in human cancer. Nature. 2002;417:949-54.
31. Chapman PB, Hauschild A, Robert C, et al. Improved survival with vemurafenib in melanoma with BRAF V600E mutation. N Engl J Med. 2011;364:2507-16.
32. Hauschild A, Grob JJ, Demidov LV, Jouary T, Gutzmer R, Millward M, Rutkowski P, Blank CU, Miller WH Jr, Kaempgen E, et al. Dabrafenib in BRAF-mutated metastatic melanoma. A multicenter, openlabel, phase 3 randomised controlled trial. Lancet. 2012;380:358-65.
33. Hassel JC, Lee SB, Meiss F, et al. Vemurafenib and ipilimumab: a promising combination? Results of a case series. Oncoimmunology. 2015;5(4):e1101207.
34. Hodi FS, O'Day SJ, McDermott DF, et al. Improved survival with ipilimumab in patients with metastatic melanoma. N Engl J Med. 2010;363:711-23.
35. Robert C, Thomas L, Bondarenko I, et al. Ipilimumab plus dacarbazine for previously untreated metastatic melanoma. N Engl J Med. 2011;364:2517-26.
36. Postow MA, Chesney J, Pavlick AC, et al. Nivolumab and ipilimumab versus ipilimumab in untreated melanoma. N Engl J Med. 2015;372:2006-17.
37. Robert C, Long GV, Brady B, et al. Nivolumab in previously untreated melanoma without BRAF mutation. N Engl J Med. 2015;372(4):320-30.
38. Robert C, Ribas A, Wolchok JD, et al. Anti-programmed-deathreceptor-1 treatment with pembrolizumab in ipilimumab-refractory advanced melanoma: a randomised dose-comparison cohort of a phase 1 trial. Lancet. 2014;384:1109-17.
39. Schachter J, Ribas A, Long GV, et al. Pembrolizumab versus ipilimumab for advanced melanoma: Final overall survival results of a multicentre, randomised, open-label phase 3 study (KEYNOTE-006). Lancet. 2017;390:1853-62.
40. Larkin J, Minor D, D'Angelo S, et al. Overall survival in patients with advanced melanoma who received nivolumab versus investigator's choice chemotherapy in CheckMate 037: a randomized, controlled, open-label phase Ⅲ trial. J Clin Oncol. 2018;36(4):383-90.
41. Larkin J, Chiarion-Sileni V, Gonzalez R, et al. Combined nivolumab and ipilimumab or monotherapy in untreated melanoma. N Engl J Med. 2015;373:23-34.
42. Wolchok JD, Chiarion-Sileni V, Gonzalez R, et al. Overall survival with combined nivolumab and ipilimumab in advanced melanoma. N Engl J Med. 2017;377(14):1345-56.
43. Long-term outcomes in patients (pts) with ipilimumab (ipi)-naïve advanced melanoma in the phase 3 KEYNOTE-006 study who completed pembrolizumab (pembro) treatment. Abstract 9504. ASCO 2017.
44. Gilardi L, Grana CM, Paganelli G. Evaluation of response to immunotherapy: new challenges and opportunities for PET imaging. Eur J Nucl Med Mol Imaging. 2014;41:2090-2.
45. Tirumani SH, Ramaiya NH, Keraliya A, et al. Radiographic profiling of immune-related adverse events in advanced melanoma patients treated with ipilimumab. Cancer Immunol Res. 2015;3:1185-92.
46. Amin A, Lawson DH, Salama AKS, et al. Phase Ⅱ study of vemurafenib followed by ipilimumab in patients with previously untreated BRAF-mutated metastatic melanoma. J Immunother Cancer. 2016;4:44.
47. Simeone E, Gentilcore G, Giannarelli D, et al. Immunological and biological changes during ipilimumab treatment and their potential correlation with clinical response and survival in patients with advanced melanoma. Cancer Immunol Immunother. 2014;63:675-83.
48. Dimitrakopoulou-Strauss A. Monitoring of patients with

metastatic melanoma treated with immune checkpoint inhibitors using PET-CT. Cancer Immunol Immunother. 2019;68(5):813-22. https://doi.org/10.1007/s00262-018-2229-6.

49. Wolchok JD, Hoos A, O'Day S, Weber JS, Hamid O, Lebbé C, et al. Guidelines for the evaluation of immune therapy activity in solid tumors: immune-related response criteria. Clin Cancer Res. 2009;15(23):7412-20.

50. Seymour L, Bogaerts J, Perrone A, Ford R, Schwartz LH, Mandrekar S, et al. RECIST working group. iRECIST: guidelines for response criteria for use in trials testing immunotherapeutics. Lancet Oncol. 2017;18(3):e143-52.

51. Nishino M, et al. Immune-related tumor response dynamics in melanoma patients treated with pembrolizumab: identifying markers for clinical outcome and treatment decisions. Clin Cancer Res. 2017;23(16):4671.

52. Sachpekidis C, Larribere L, Pan L, Haberkorn U, Dimitrakopoulou-Strauss A, Hassel JC. Predictive value of early ^{18}F-FDG PET/CT studies for treatment response evaluation to ipilimumab in metastatic melanoma: preliminary results of an ongoing study. Eur J Nucl Med Mol Imaging. 2015;42:386-96.

53. Cho SY, Lipson EJ, Im HJ, et al. Prediction of response to immune checkpoint inhibitor therapy using early-time-point ^{18}F-FDG PET/CT imaging in patients with advanced melanoma. J Nucl Med. 2017;58:1421-8.

54. Seith F, Forschner A, Schmidt H, et al. ^{18}F-FDG PET detects complete response to PD1-therapy in melanoma patients two weeks after therapy start. Eur J Nucl Med Mol Imaging. 2018;45(1):95-101.

55. Anwar H, Sachpekidis C, Winkler J, et al. Absolute number of new lesions in ^{18}F-FDG PET/CT is more predictive of clinical outcome than SUV changes in metastatic melanoma patients receiving ipilimumab. Eur J Nucl Med Mol Imaging. 2018;45:376-83.

56. Sachpekidis C, Anwar H, Winkler J, et al. The role of interim ^{18}F-FDG PET/CT in prediction of response to ipilimumab treatment in metastatic melanoma. Eur J Nucl Med Mol Imaging. 2018;45:1289-96.

57. Ito K, Teng R, Schöder H, et al. ^{18}F-FDG PET/CT for monitoring of ipilimumab therapy in patients with metastatic melanoma. J Nucl Med. 2018. pii: jnumed.118.213652.

58. Young H, Baum R, Cremerius U, Herholz K, Hoekstra O, Lammertsma AA, et al. Measurement of clinical and subclinical tumour response using ^{18}F-fluorodeoxyglucose and positron emission tomography: review and 1999 EORTC recommendations. European Organization for Research and Treatment of Cancer (EORTC) PET Study Group. Eur J Cancer. 1999;35(13):1773-82.

59. Sachpekidis C, Kopp-Schneider A, Hakim-Meibodi L, Dimitrakopoulou-Strauss A, Hassel JC. ^{18}F-FDG PET/CT longitudinal studies in patients with advanced metastatic melanoma for response evaluation of combination treatment with vemurafenib and ipilimumab. Melanoma Res. 2019;29(2):178-86.

60. Robert C, Long GV, Schachter J, et al. Long-term outcomes in patients with ipilimumab-naïve advanced melanoma in the phase 3 KEYNOTE-006 study who completed pembrolizumab treatment. J Clin Oncol. 2017;35(15 Suppl):9504.

61. Lyall A, Vargas HA, Carvajal RD, Ulaner G. Ipilimumab-induced colitis on FDG PET/CT. Clin Nucl Med. 2012;37(6):629-30.

62. Wachsmann JW, Ganti R, Peng F. Immune-mediated disease in ipilimumab immunotherapy of melanoma with FDG PET/CT. Acad Radiol. 2017;24(1):111-5.

63. Wolchok JD, Kluger H, Callahan MK, Postow MA, Rizvi NA, Lesokhin AM, Segal NH, Ariyan CE, Gordon R-N, Reed K, et al. Nivolumab plus ipilimumab in advanced melanoma. N Engl J Med. 2013;369:122-33.

64. Warner AB, Postow MA. Combination controversies: checkpoint inhibition alone or in combination for the treatment of melanoma? Oncology. 2018;32:228-34.

65. Weber JS, Kähler KC, Hauschild A. Management of immune-related adverse events and kinetics of response with ipilimumab. J Clin Oncol. 2012;30(21):2691-7.

66. Bronstein Y, Ng CS, Hwu P, Hwu WJ. Radiologic manifestations of immune-related adverse events in patients with metastatic melanoma undergoing anti-CTLA-4 antibody therapy. Am J Roentgenol. 2011;197(6):W992-W1000.

67. Kwak JJ, Tirumani SH, Van den Abbeele AD, Koo PJ, Jacene HA. Cancer immunotherapy: imaging assessment of novel treatment response patterns and immune-related adverse events. Radiographics. 2015;35(2):424-37.

68. Howard SA, Krajewski KM, Jagannathan JP, et al. A new look at toxicity in the era of precision oncology: imaging findings, their relationship with tumor response, and effect on metastasectomy. Am J Roentgenol. 2016;207(1):4-14.

69. Sachpekidis C, Larribère L, Kopp-Schneider A, Hassel JC, Dimitrakopoulou-Strauss A. Can benign lymphoid tissue changes in ^{18}F-FDG PET/CT predict response to immunotherapy in metastatic melanoma? Cancer Immunol Immunother. 2019;68(2):297-303.

70. Attia P, Phan GQ, Maker AV, et al. Autoimmunity correlates with tumor regression in patients with metastatic melanoma treated with anti-cytotoxic T lymphocyte antigen-4. J Clin Oncol. 2005;23(25):6043-53.

71. Kaehler KC, Piel S, Livingstone E, Schilling B, Hauschild A, Schadendorf D. Update on immunologic therapy with anti-CTLA-4 antibodies in melanoma: identification of clinical and biological response patterns, immune-related adverse events, and their management. Semin Oncol. 2010;37(5):485-98.

7 泌尿生殖道肿瘤：PET/CT用于免疫治疗后泌尿生殖道肿瘤的疗效评估

Egesta Lopci，Paolo Andrea Zucali

背景介绍

尿路上皮癌（urothelial carcinoma，UC）是膀胱和尿路最常见的癌症类型[1]。膀胱内灌注卡介苗被认为是非肌肉浸润性膀胱癌的有效治疗方法[2-3]，而以顺铂为基础的化疗已被作为不可切除和转移/晚期UC的标准治疗方法超过30年[4]。尽管总体应答率为40%～50%，但几乎一半的患者因状况差或肾功能受损，选择疗效较差的治疗方案。此外，二线治疗的应答率明显较低，通常与不良结局相关[4-5]。免疫治疗是一种相对新颖的治疗方法，被认为是近年来肿瘤治疗学中最令人兴奋的发展。检查点抑制剂，如抗PD-1帕博利珠单抗、纳武利尤单抗，抗PD-L1阿维鲁单抗、度伐利尤单抗和阿替利珠单抗，以及抗CTLA-4抗体伊匹木单抗，已经显著改变了肿瘤学的治疗方案，成为包括UC在内的几种恶性肿瘤的标准治疗方案。目前，一些检查点抑制剂已被批准用于UC的二线治疗，在某些情况下，也被批准用于无法接受铂类化疗患者的一线治疗[2]。根据已公布数据，一线患者应答率可以达到23%～24%，且获益期较长[6]。联合免疫治疗的临床试验报告了更具前景的结果，例如，纳武利尤单抗联合伊匹木单抗，患者应答率超过38.5%[6-7]。此外，基于对其他肿瘤类型报道的良好结果，正在进行化疗联合免疫治疗的Ⅲ期试验。

尽管为克服局限性引入了新的影像学反应标准，如irRC、irRECIST和iRECIST，但免疫治疗反应的定义仍然是UC的一个挑战。尽管^{18}F-FDG PET/CT和（或）用于免疫PET的新型探针能够在免疫治疗前提供更好的患者选择和更可靠的患者应答分类，但在该临床背景下文献中可用的代谢成像的证据有限。

在下面的段落中，我们将举例说明用独立免疫疗法或联合疗法治疗转移性UC的一些例子。每个病例将报告最相关的临床和仪器结果。

病例1：对联合治疗的反应

第一个临床病例是一名54岁男性，因大量血尿转诊到急诊室，伴右下肢疼痛和行走困难。膀胱镜检查证实为非乳头状UC，级别高，侵犯固有层（多发病灶>1 mm），局部侵犯肌肉。报告的下肢疼痛与CT引导活检证实的右侧髂肌转移部位有关。症状性病变立即接受放射治疗，随后接受卡铂、吉西他滨和帕博利珠单抗联合全身治疗6个周期。患者在基线检查时进行增强CT和^{18}F-FDG PET/CT分期（图7.1和图7.2），并在治疗结束后、使用帕博利珠单抗维持治疗前重复扫描（图7.3和图7.4）。观察到完整的形态学和代谢反应。不幸的是，尽管所有系统性病变消失，患者（另见第3章）脑膜复发（图7.5）。

小结：得益于全身采集，^{18}F-FDG PET/CT能够以高灵敏度检测侵袭性UC，并最终更好地进行疾病分期。代谢和形态学反应可以是一致的，如本病例，疾病完全缓解。无论如何，转移性UC的预后仍然很差，患者在2年后复发。

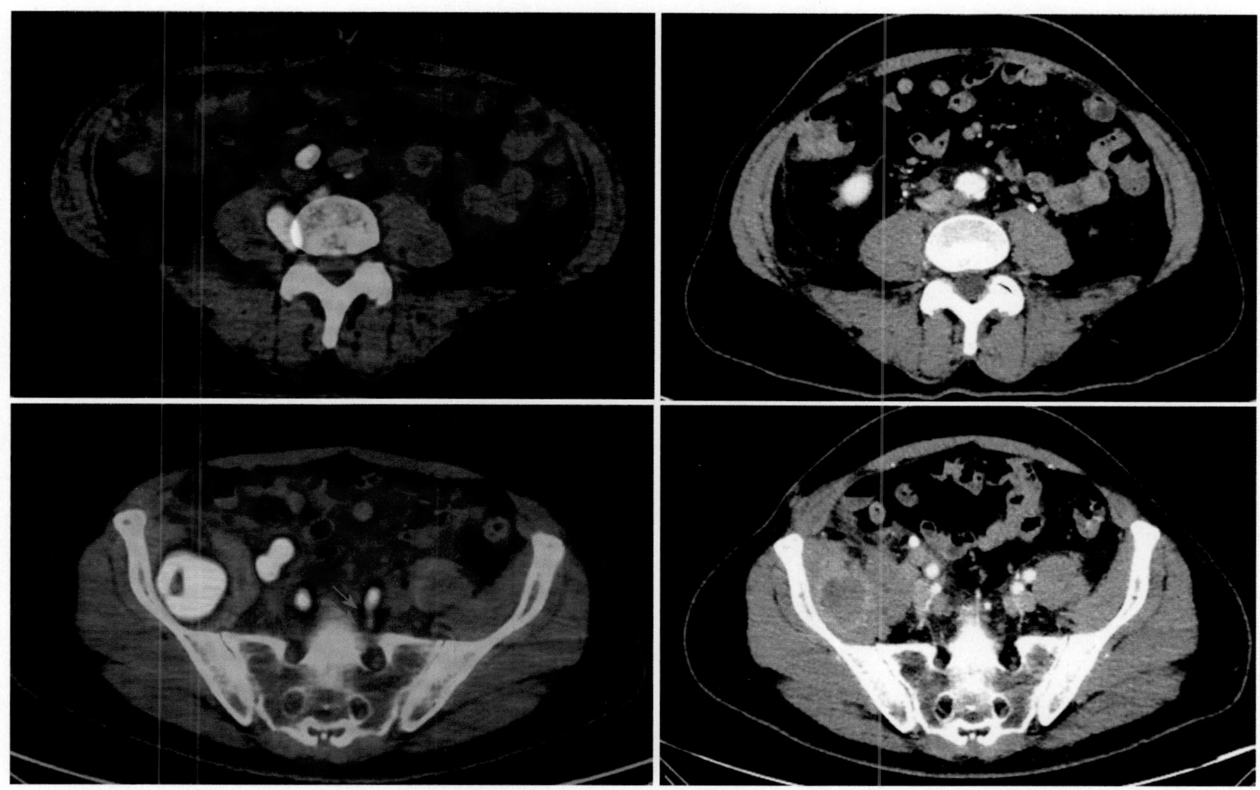

图7.1 ^{18}F-FDG PET/CT（左图）和增强CT（右图）上的肌肉病变位置。注意髂肌边缘强化显示外周代谢增加（SUV_{max}为14.2）和中央坏死（红色星号）。PET检测到的髂动脉和腰主动脉区域的小淋巴结（箭头）在增强CT上几乎不可见

病例2：早期疾病稳定

第二个临床病例是一名70岁男性，血尿与右输尿管末端高级别乳头状癌有关。患者接受了病灶切除和输尿管植入膀胱术。考虑了辅助治疗方案，患者接受了5个周期的卡铂和吉西他滨治疗。尽管最初有部分应答，但在治疗结束时，该患者疾病进展，并根据Ⅱ期临床方案被判定符合度伐利尤单抗单药治疗条件。患者在基线时和3个周期免疫治疗后（图7.6和图7.7）进行增强CT和^{18}F-FDG PET/CT检查。一些肺部病变在CT上显示直径轻度增加，但按照实体瘤反应评价标准（RECIST）1.1标准病情稳定。PET扫描也证实了肿瘤的稳定性。两个月后，再分期扫描显示肺部病变增加，增强CT和^{18}F-FDG PET/CT均提示疾病进展（图7.8和图7.9）。

小结：在免疫治疗过程中，最初的疾病稳定并不一定预示着良好的最终反应。然而，在临床获益的情况下，维持治疗仍然是一种选择。无论如何，根据免疫相关反应标准（irRC、iRECIST）的建议，在后续的扫描中确认疾病进展是必要的。尽管能够克服免疫治疗过程中假性进展的局限性，但这些建议的标准仍有待于临床实践的确认和验证。

病例3：疾病混合进展

第三个临床病例是一名66岁女性，患有输尿管和肾盂的高级别乳头状UC。疾病初期，患者表现为继发于UC的左肺结节。两个病灶均经手术切除，患者随后接受顺铂联合吉西他滨辅助化疗4个周期。疾病缓解1年后，患者再次接受增强CT和^{18}F-FDG PET/CT检查，显示膈肌两侧存在

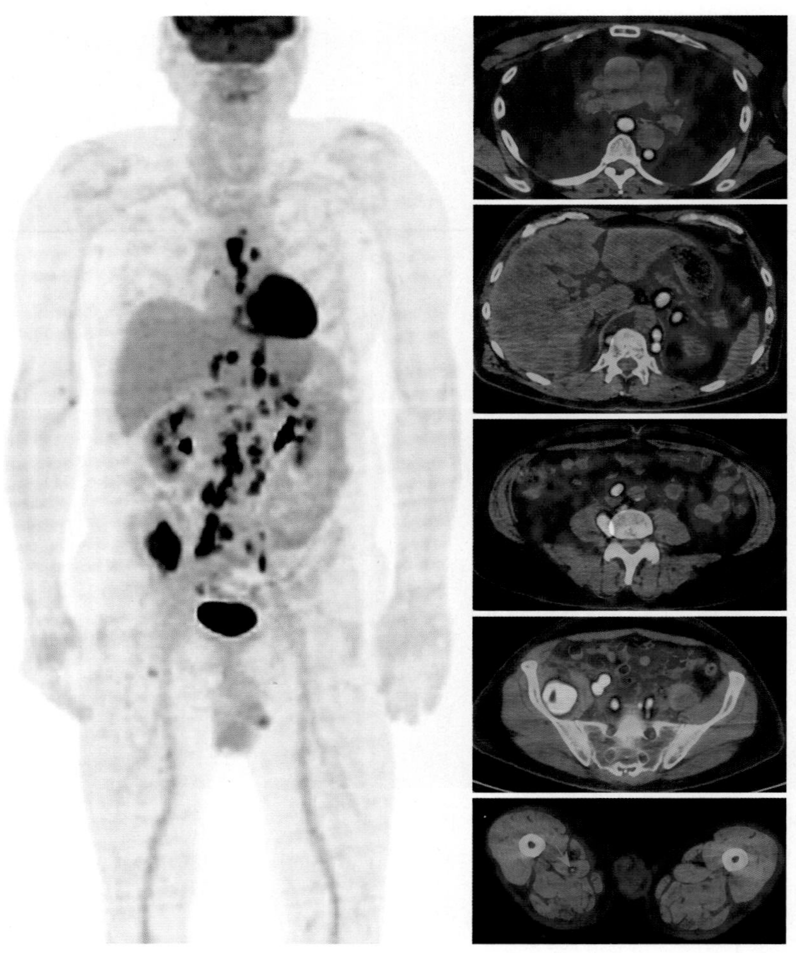

图 7.2 不同部位病变在 ^{18}F-FDG PET/CT 最大密度投影图像（左图）和融合轴位图像。全身成像模式可以检测到右下肢的肌肉转移（箭头）

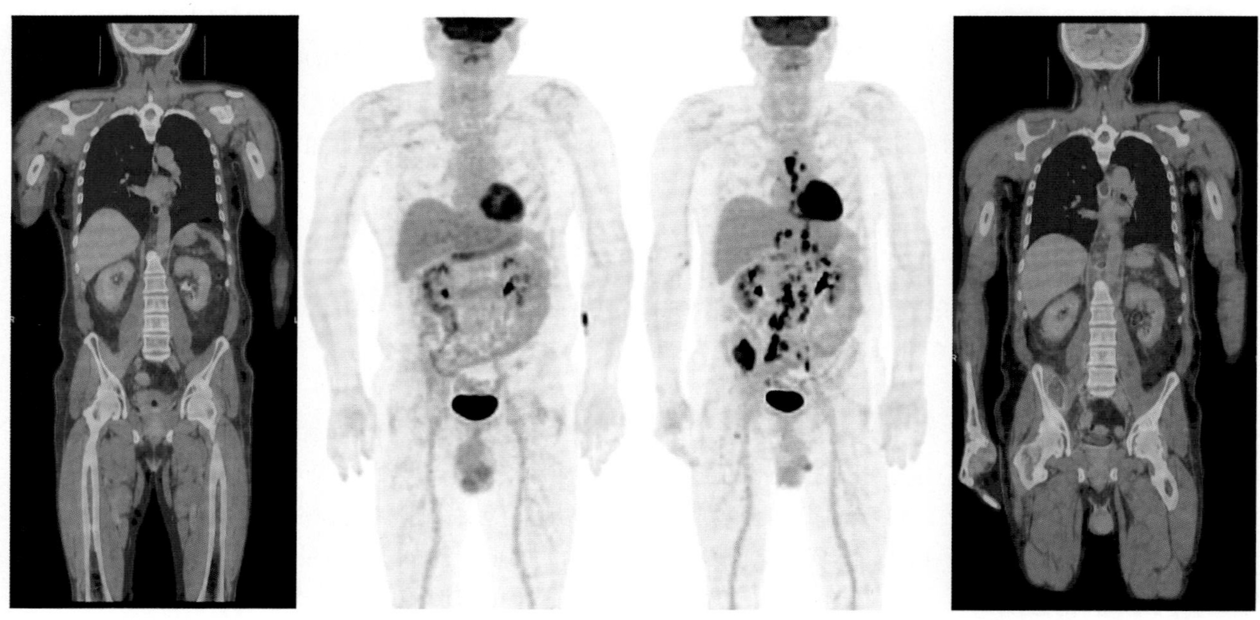

图 7.3 分期（右图）和治疗完成后再分期扫描（左图）时 FDG PET 和 PET/CT 冠状面视图的对比

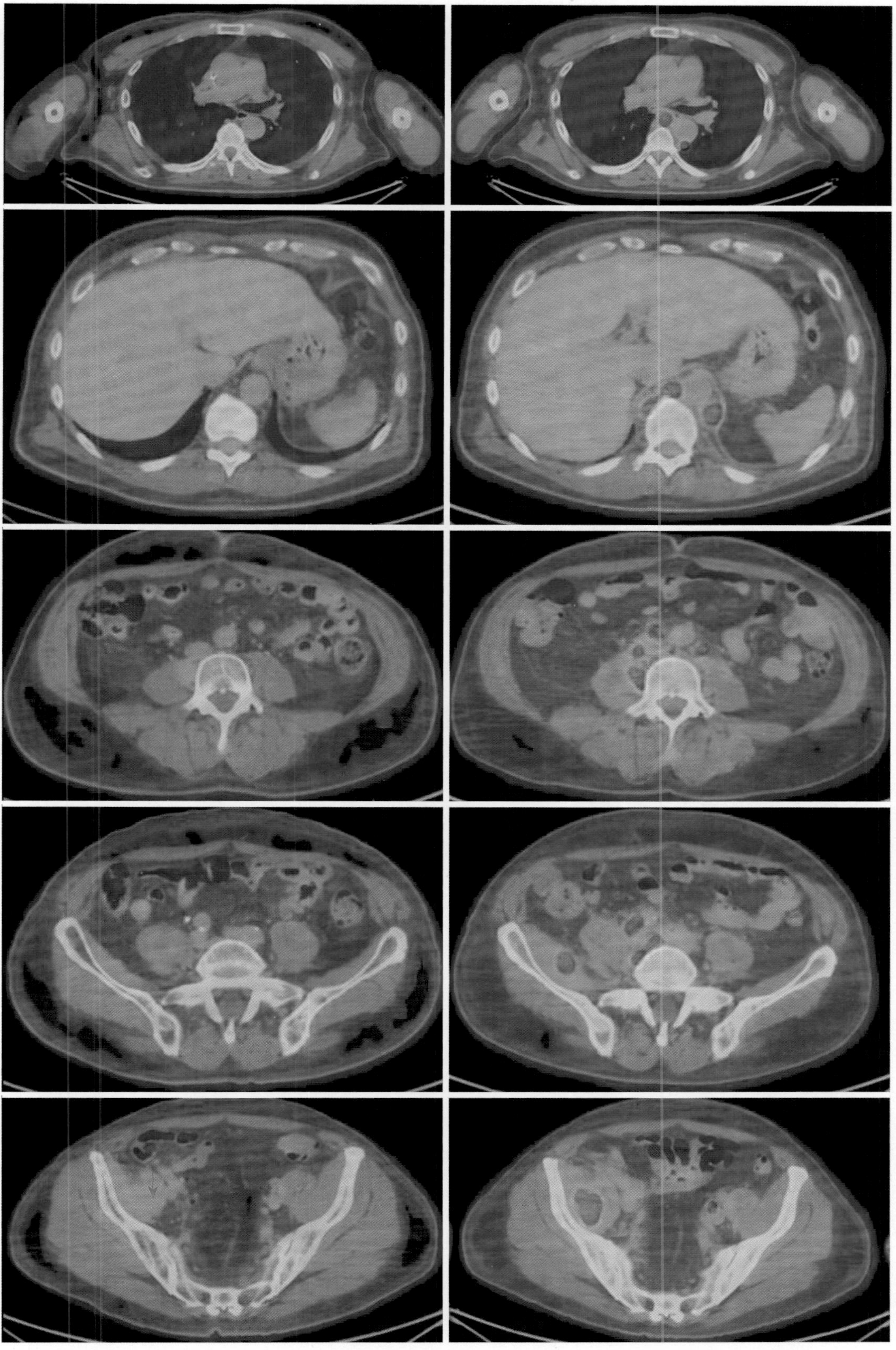

图7.4　多个病灶在基线检查时（右图）和6个治疗周期后的再分期时（左图）的轴向PET/CT的直接对比；好转的髂肌（箭头）中微弱的FDG摄取与放化疗后轻微的炎症改变有关

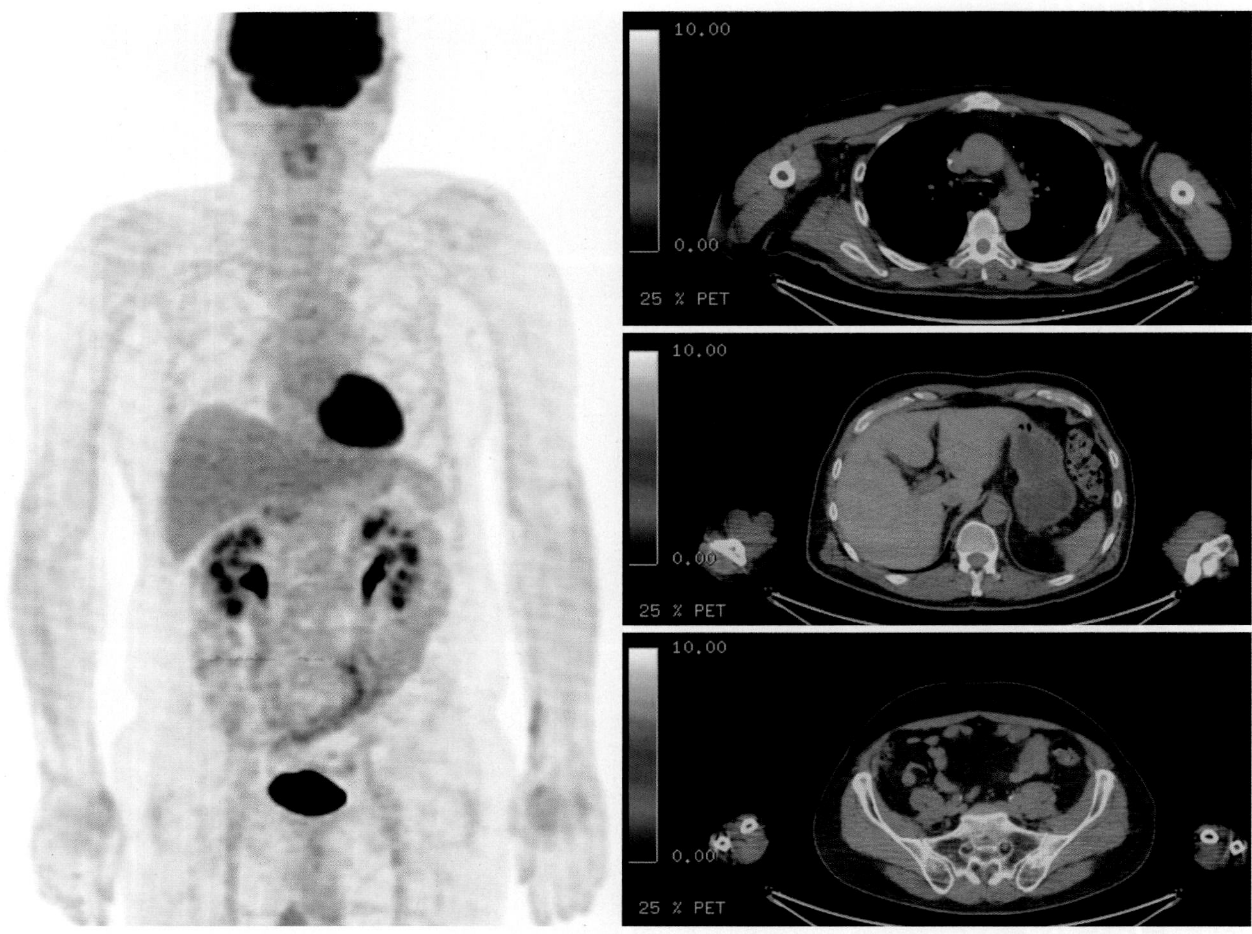

图7.5 患者出现神经症状时的全身FDG PET/CT图像。患者在检查的轴向区域没有疾病复发的证据；左侧为最大密度投影图像；右侧为胸部和腹部的轴向PET/CT。更多临床数据参见第3章

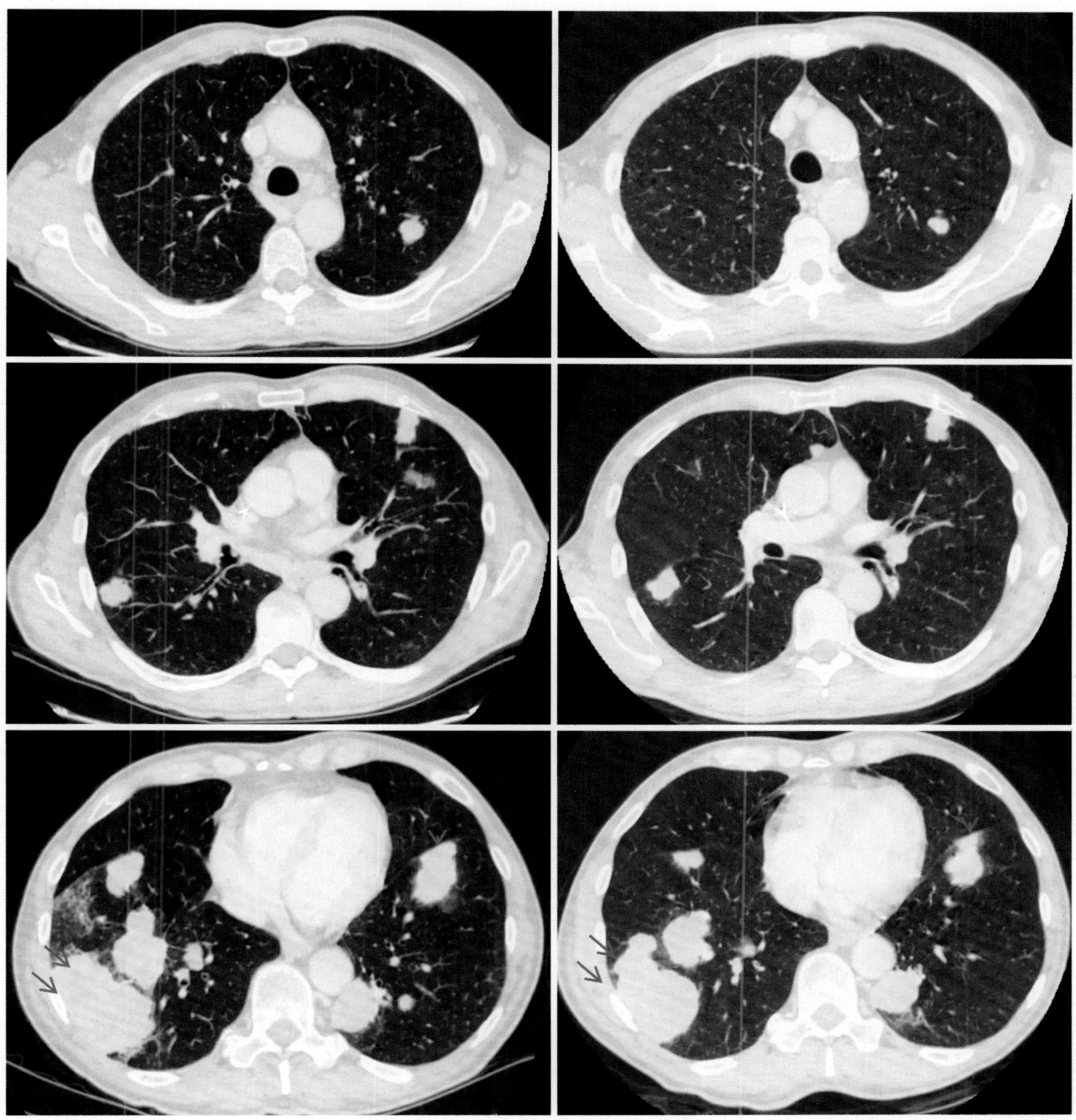

图7.6　比较度伐利尤单抗治疗前（右图）和3个周期后（左图）肺实质层面的CT表现。测量的右侧基底结节（箭头）分别从66 mm到76 mm、从26 mm到28 mm

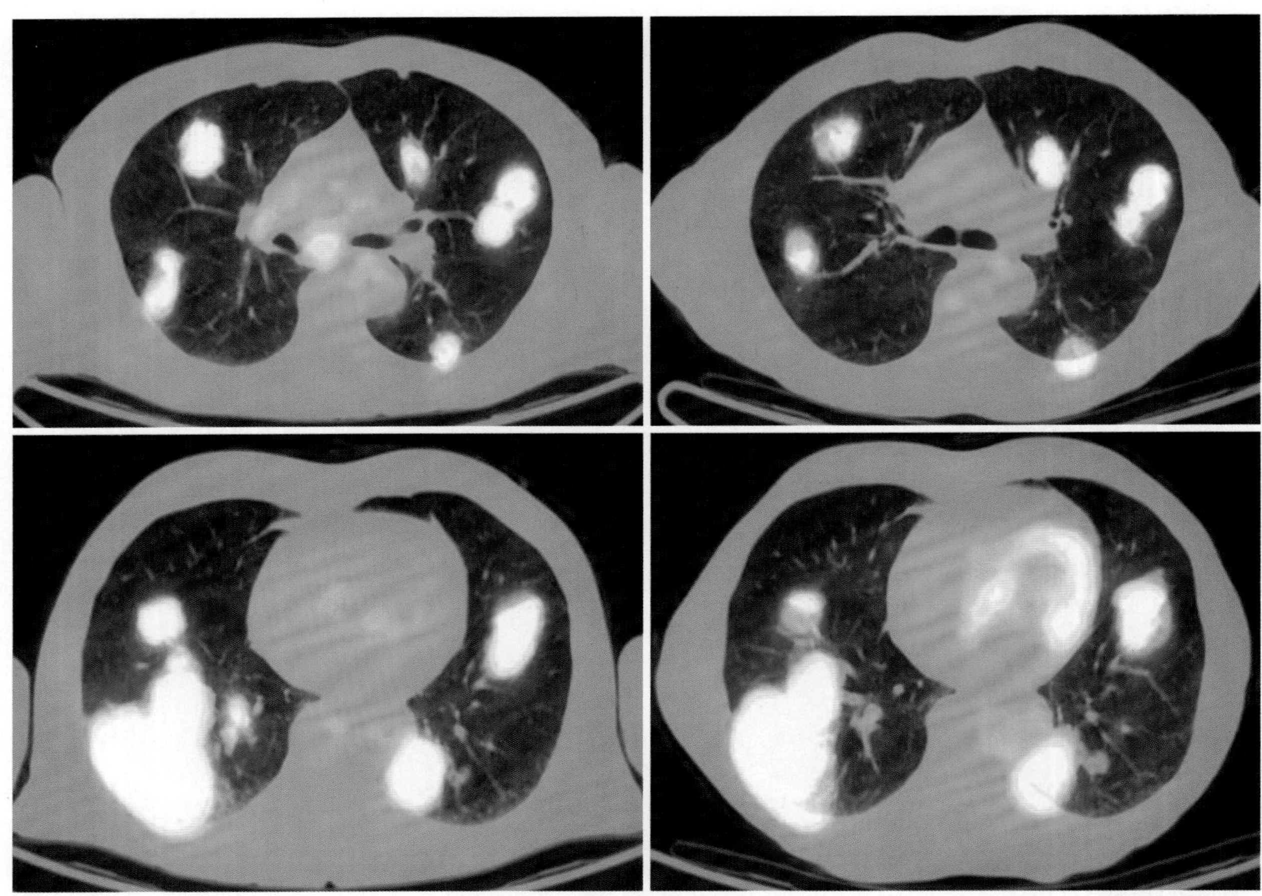

图7.7 比较基线检查时（右图）和2个月后（左图）相同肺结节轴向融合PET/CT图像。总地来说，代谢参数是稳定的

转移病灶。患者被认为适合接受免疫治疗，并在2个月后接受检查（图7.10～图7.13）。尽管淋巴结和膈上转移灶部分减少，但肝和肌肉的主要病变仍在大小和代谢上进展。

小结：根据肿瘤微环境的特点和检查点的表达，不同的肿瘤病变可能表现出不同类型的反应。在目前的病例报告中，两种影像学方式都检测到混合反应，淋巴结病变对免疫治疗反应更灵敏，而内脏转移进展显著。

病例4：完全代谢反应

最后一例临床病例是一名68岁男性，右尿路有4 cm肿瘤肿块，累及肾盂和输尿管。患者接受了腹腔镜下原发肿瘤切除术。在首次疾病监测时，增强CT扫描显示腹膜后可疑淋巴结转移。复查^{18}F-FDG PET/CT扫描证实存在腰主动脉淋巴结，并显示一些额外的右髂骨转移。患者接受卡铂和吉西他滨全身化疗，最终疾病进展。根据一项Ⅱ期临床试验推荐的二线治疗，使用度伐利尤单抗单药治疗。治疗开始2个月后，患者接受增强CT和PET重新分期（图7.14～图7.16）。虽然在形态学成像上，疾病似乎稳定，但在PET/CT检查中，有证据表明有完全的代谢反应。随后的扫描证实了良好的疾病结果。

小结：与形态学检查相比，^{18}F-FDG PET/CT代谢成像能更好地评估疾病程度；这一优势在治疗反应评估中得到证实，也适用于使用检查点抑制剂的免疫治疗，尤其是在疾病稳定或部分缓解的情况下。

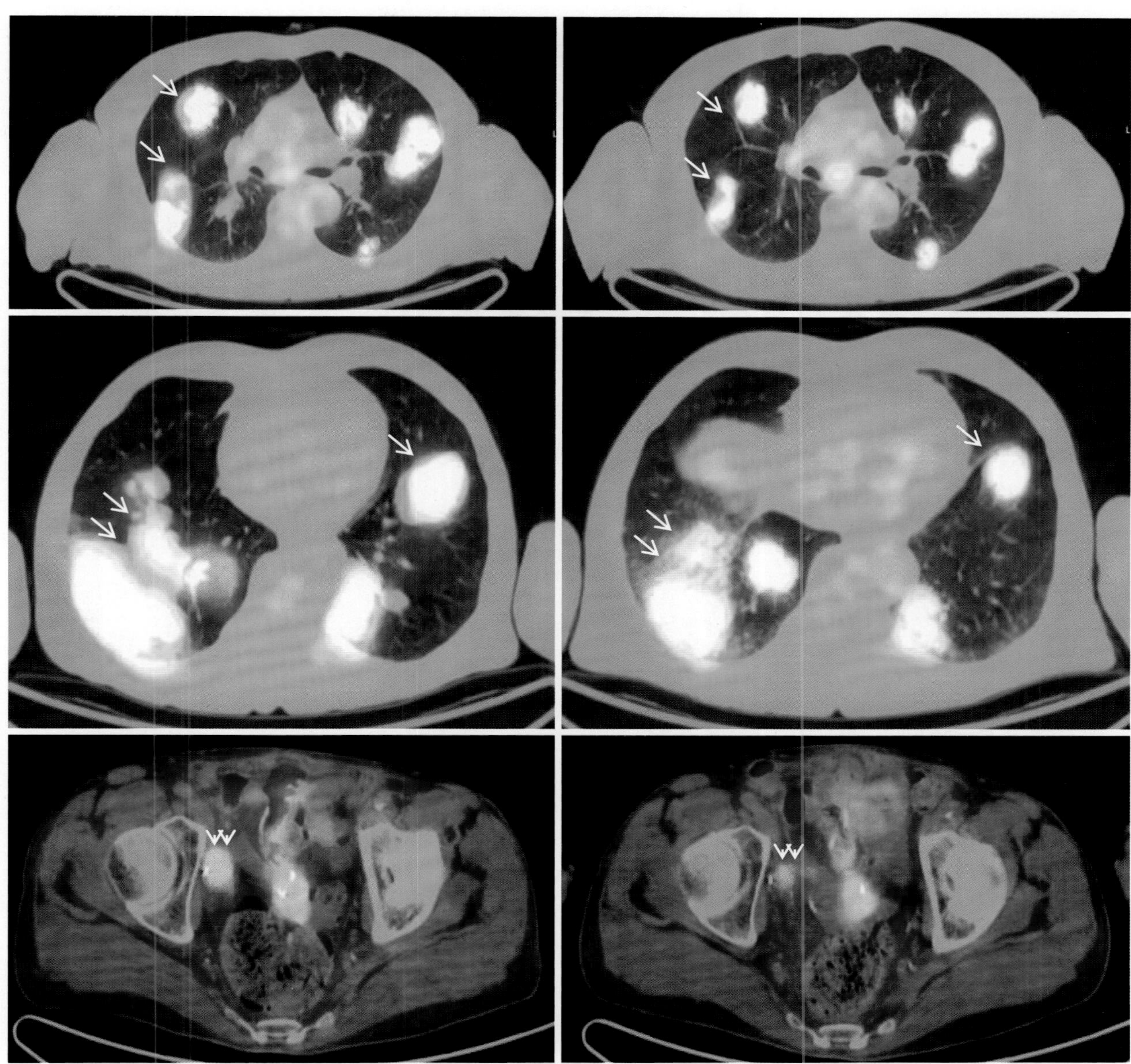

图 7.8 比较免疫治疗 3 个周期后（右图）和 6 个周期后（左图）的 PET/CT 图像。随后的检查显示双肺（箭头）和右骨盆（箭头）基底病变的大小和代谢增加

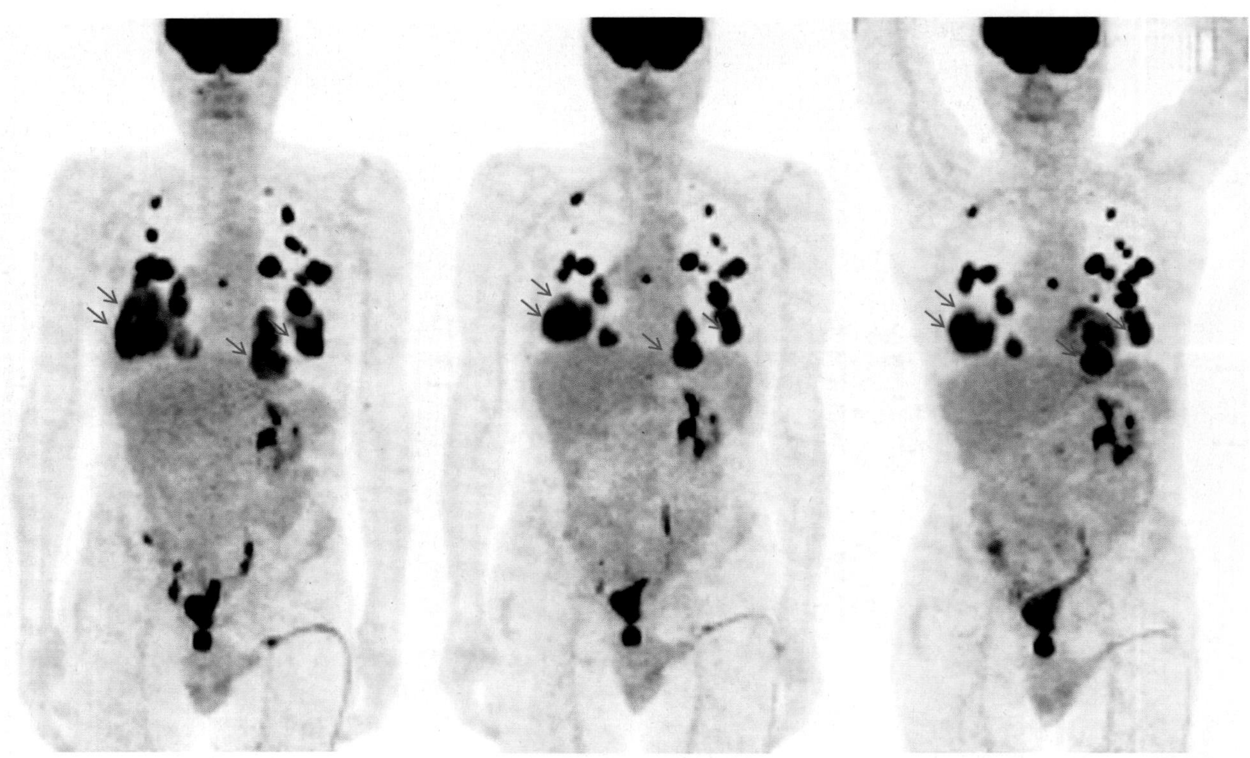

图7.9 在基线检查时（右图）、3个周期后（中间图）和免疫治疗6个周期后（左图）用最大密度投影图像说明PET结果的演变。红色箭头提示进展部位

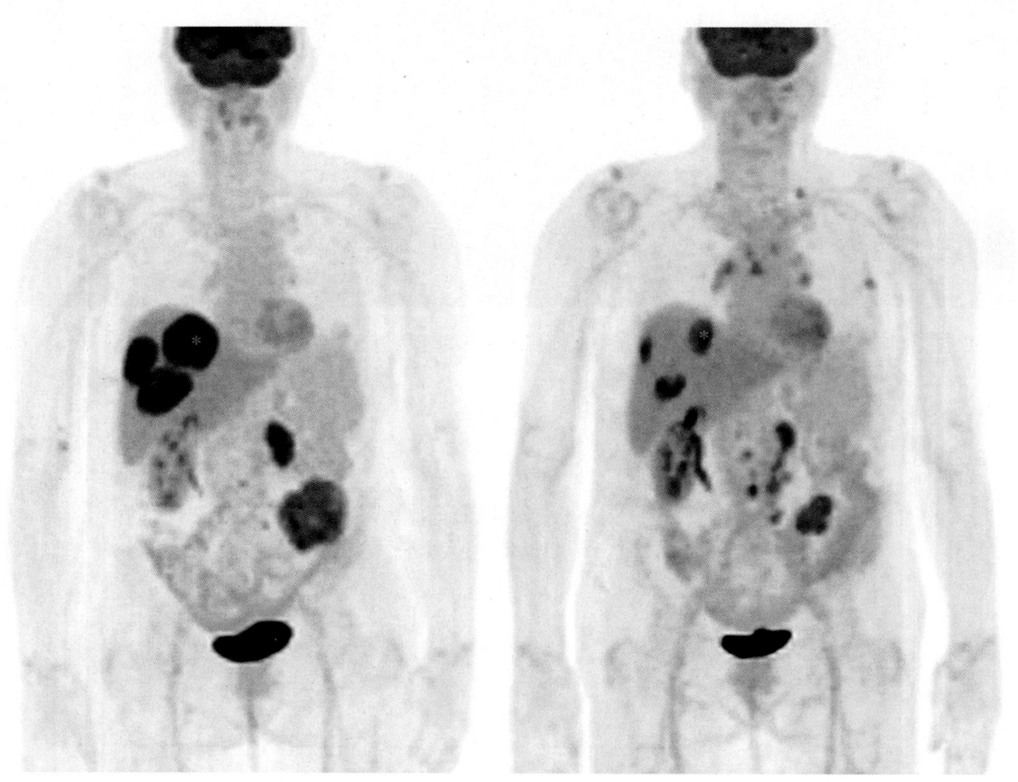

图7.10 对比基线检查时（右图）和免疫治疗3个周期后（左图）的最大密度投影图像展示疾病的总体进展；红色星号指向其中一个肝病变，显示出较大的增大

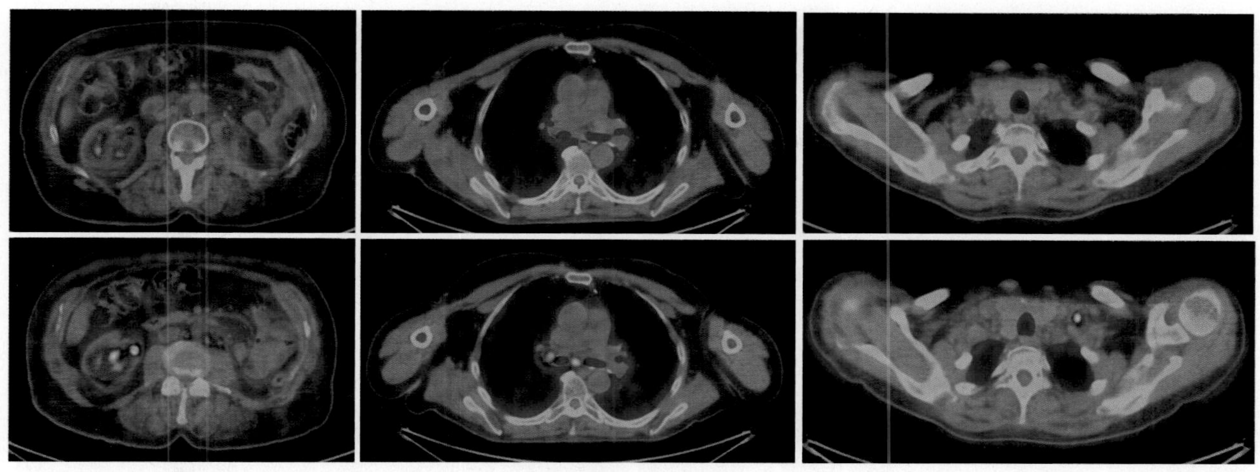

图7.11 如图所示治疗前（下图）和免疫治疗3个周期后（上图）的淋巴结病变融合轴位图，显示淋巴结病变部分消退

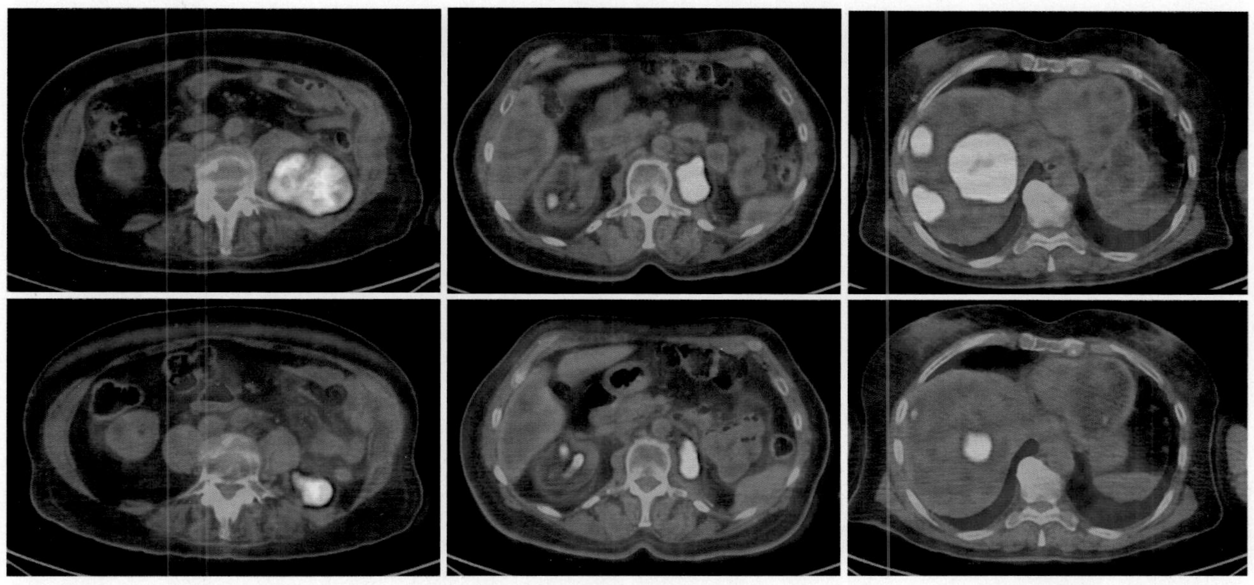

图7.12 肝、左椎旁肌和腰大肌疾病进展部位的相应PET/CT融合轴位图；基线扫描（下图）；再分期扫描（上图）

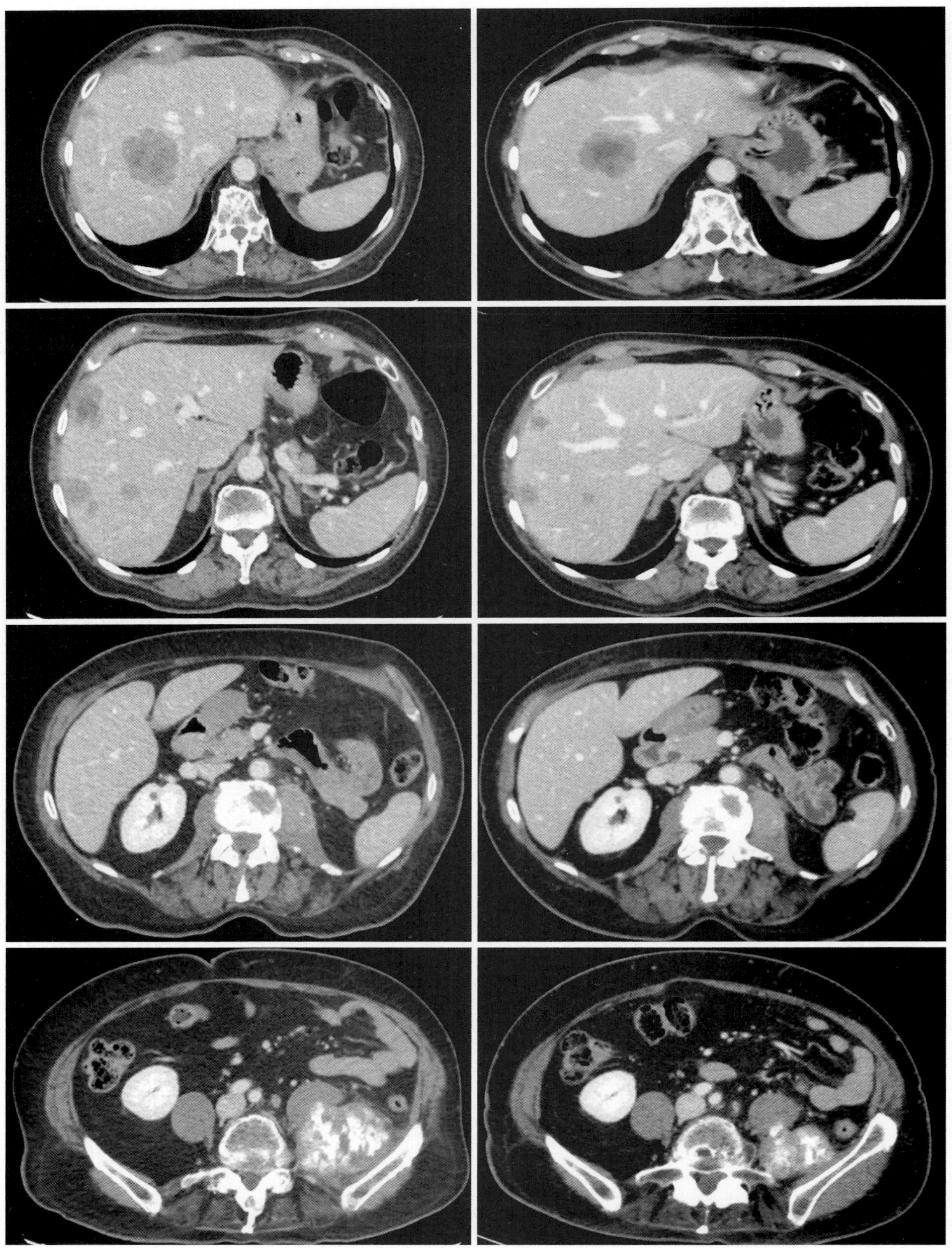

图 7.13 免疫治疗前（右图）和免疫治疗 3 个周期后（左图）的增强 CT 扫描，显示肝和肌肉转移的演变

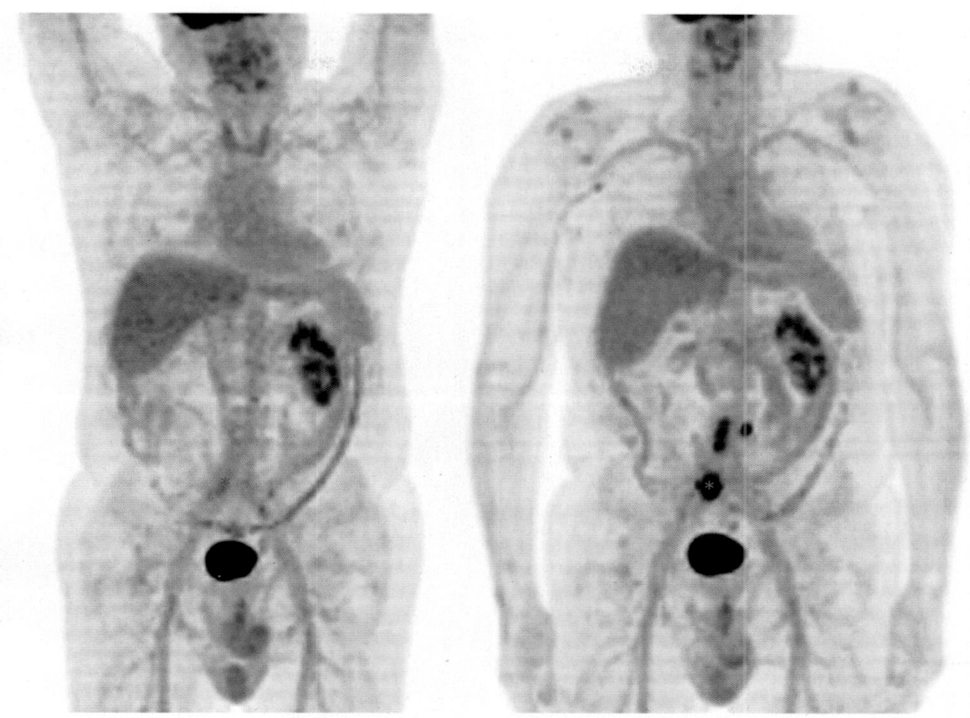

图7.14 基线检查（右图）和免疫治疗3个周期后（左图）进行PET扫描的最大密度投影比较；红色星号指向右侧髂总区的主要转移淋巴结

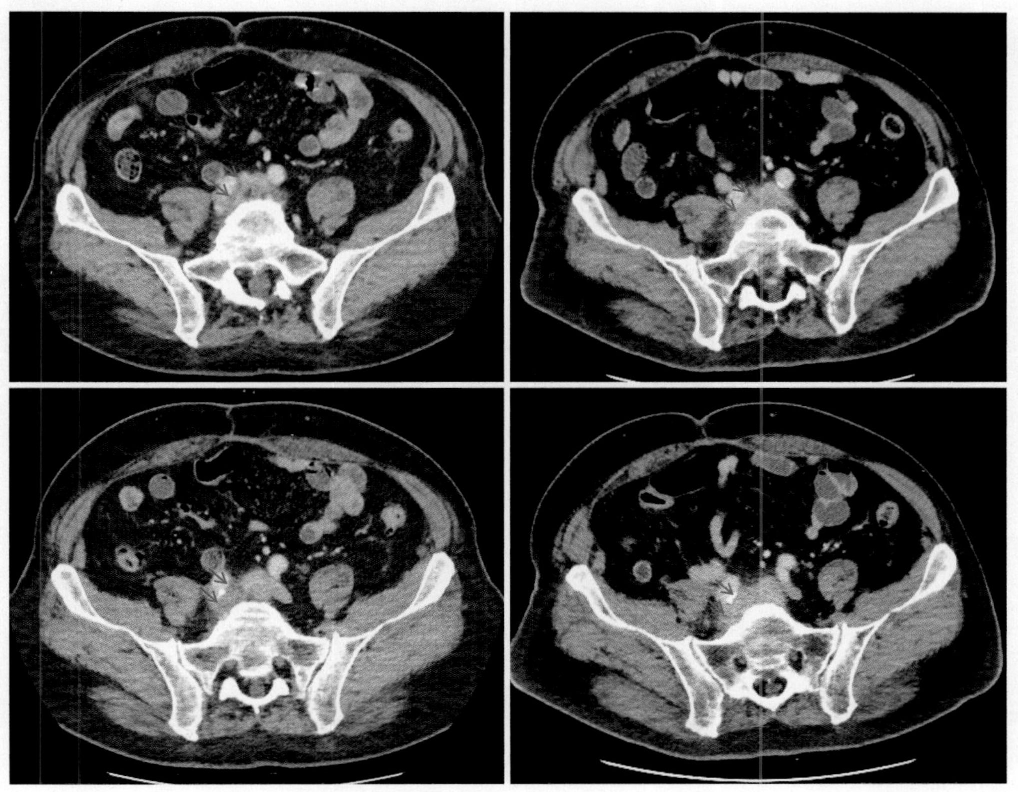

图7.15 对比度伐利尤单抗治疗前（右图）和治疗2个月后（左图）相应的增强CT扫描的轴向视图。红色箭头表示稳定的淋巴结受累部位

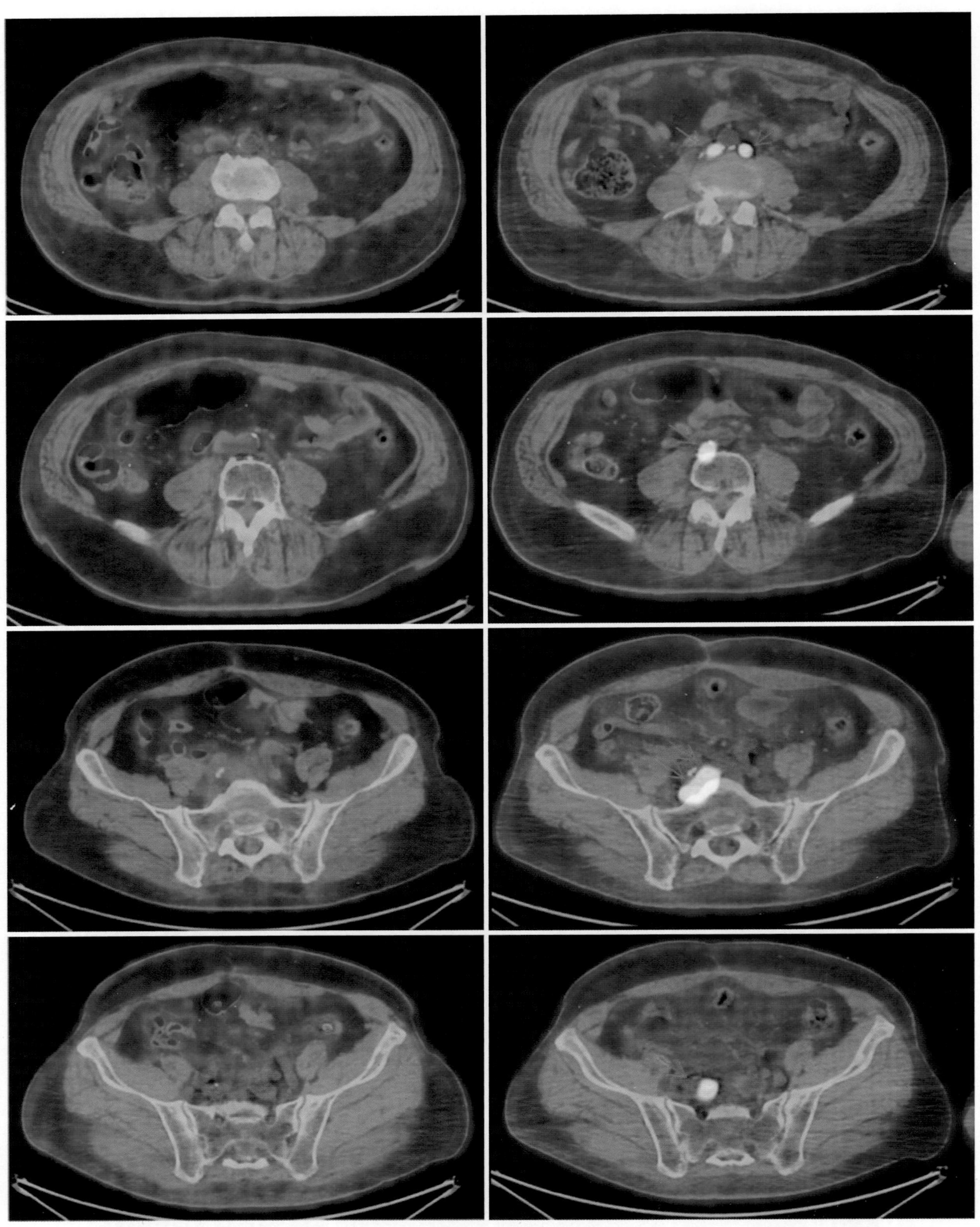

图7.16 对比度伐利尤单抗治疗前（右图）和治疗2个月后（左图）进行的融合PET/CT检查显示肿瘤病变的完全代谢反应（红色箭头）

（张馨木 斯晓燕 张 力 译）

参考文献

1. Kim HS, Seo HK. Immune checkpoint inhibitors for urothelial carcinoma. Investig Clin Urol. 2018;59(5):285-96.
2. Tripathi A, Plimack ER. Immunotherapy for urothelial carcinoma: current evidence and future directions. Curr Urol Rep. 2018;19(12):109.
3. Prescott S, Jackson AM, Hawkyard SJ, et al. Mechanisms of action of intravesical bacille Calmette-Guerin: local immune mechanisms. Clin Infect Dis. 2000;31(Suppl 3):S91-3.
4. Alfred Witjes J, Lebret T, Compérat EM, et al. Updated 2016 EAU guidelines on muscle-invasive and metastatic bladder cancer. Eur Urol. 2017;71:462-75.
5. Niegisch G, Gerullis H, Lin SW, et al. A real-world data study to evaluate treatment patterns, clinical characteristics and survival outcomes for first- and second-line treatment in locally advanced and metastatic urothelial cancer patients in Germany. J Cancer. 2018;9:1337-48.
6. Hsu MM, Balar AV. PD-1/PD-L1 combinations in advanced urothelial cancer: rationale and current clinical trials. Clin Genitourin Cancer. 2019;17(3):e618-26.
7. Ghasemzadeh A, Bivalacqua TJ, Hahn NM, Drake CG. New strategies in bladder cancer: a second coming for immunotherapy. Clin Cancer Res. 2015;22:793-801.

8 血液系统恶性肿瘤：免疫治疗中血液系统肿瘤的PET/CT疗效评估

Angelo Castello，Egesta Lopci

背景介绍

免疫检查点抑制剂在淋巴瘤中的应用：最新进展

过去几十年间，FDA及EMA对免疫检查点抑制剂的批准上市后，多种肿瘤的治疗效果有显著提升。除了CTLA-4相关研究集中在黑色素瘤之外，PD-1及其配体（PD-L1和PD-L2）是肿瘤逃避免疫监控、实现免疫逃逸的另一关键调节通路[1-5]。在所有血液系统肿瘤中，免疫检查点抑制剂主要用于复发难治性经典型霍奇金淋巴瘤（classical Hodgkin lymphoma，cHL）的治疗。实际上，cHL的特点为肿瘤浸润T细胞过表达PD-1/PD-2以及肿瘤细胞（Reed-Stenberg cell）表面PD-L1/PD-L2表达增加，其中位于9号染色体调控PD-L1/PD-L2以及*JAK2*基因的基因座扩增与肿瘤细胞过表达PDL1/PD-L2相关[6]。EB（Epstein-Barr）病毒感染也会加强cHL肿瘤细胞PD-L1表达[7]。基于上述原理，纳武利尤单抗及帕博利珠单抗通过再次激活针对肿瘤细胞的免疫反应进而杀伤肿瘤细胞，因此上述两款PD-1单抗已经获批用于治疗复发难治性cHL[8-9]。

随着免疫检查点抑制剂应用日益增多，实体瘤及cHL接受免疫治疗均出现了一种全新的疗效反应模式。这种新的疗效反应表现为原有病灶的早期进展或在治疗中出现新发病灶，但上述进展/新发病灶在随访中会缩小或消失：我们称这种疗效反应为“假进展”。“假进展”是由于免疫检查点抑制剂治疗导致免疫系统再激活所致。因此，对于影像科医生及临床医生而言，如何区分“假进展”与“真进展”是一项巨大挑战。为了更好阐述上述疗效反应模式，2016年，Cheson等[10]基于Lugano标准（2014年提出的淋巴瘤疗效评价标准），提出了淋巴瘤免疫调节治疗标准（lymphoma response to immunomodulatory therapy criteria，LYRIC）[11]。该版本最大的变化在于提出了一种新的治疗反应——不确定的缓解（indeterminate response，IR）。对于存在IR的患者，存在延迟反应或免疫介导反跳现象的可能性，应该在12周内重新评估，以明确是否为真正进展。

近期一些研究显示，免疫检查点抑制剂治疗后2～3个月Deauville评分可以用来预测4～6个月的疗效反应[12-13]。上述结果提示临床医生仍可以将免疫检查点抑制剂治疗后Deauville评分作为判断预后的参数，因此Lopci和Meignan[14]在2018年发表的一篇评论中，将其比作“凤凰涅槃”。

总而言之，我们对靶向治疗评效中肿瘤免疫机制仍知之甚少。只有掌握了这些知识，未来才能开展评估这些新药合理应用的临床研究，并且确定新药治疗的最佳疗效评价时机。

接下来我们将通过一些示例来介绍淋巴瘤患者接受免疫治疗的影像变化（图8.1～图8.11）。

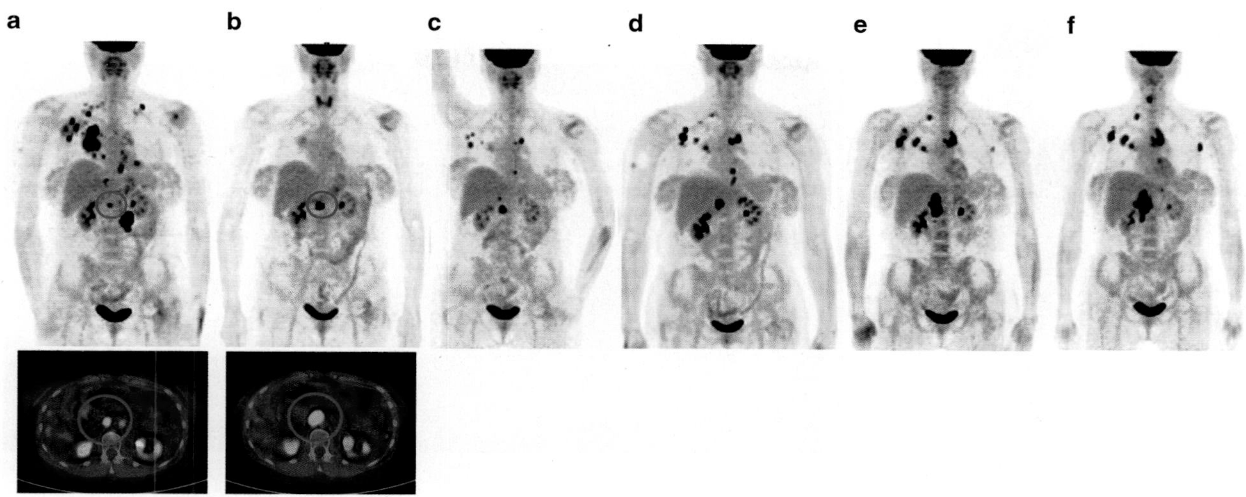

图 8.1 典型疾病进展

PET/CT：47岁女性患者，复发难治性cHL，接受纳武利尤单抗治疗28周期。

PET最大密度投影图像：基线（a），治疗中（b～e），末次评估（f）。首次评估显示腹腔干旁淋巴结（红色圈）增大伴有摄取增高，其余病灶消退。随后PET影像显示新的淋巴结病灶不断涌现；患者停用纳武利尤单抗，开始其他治疗

教学点： 新发病灶持续存在提示治疗失败，应开始新的治疗方案。根据Deauville评分，氟代脱氧葡萄糖（FDG）摄取增加（DS 4～5分，红色圈）可作为治疗效果不佳的表现

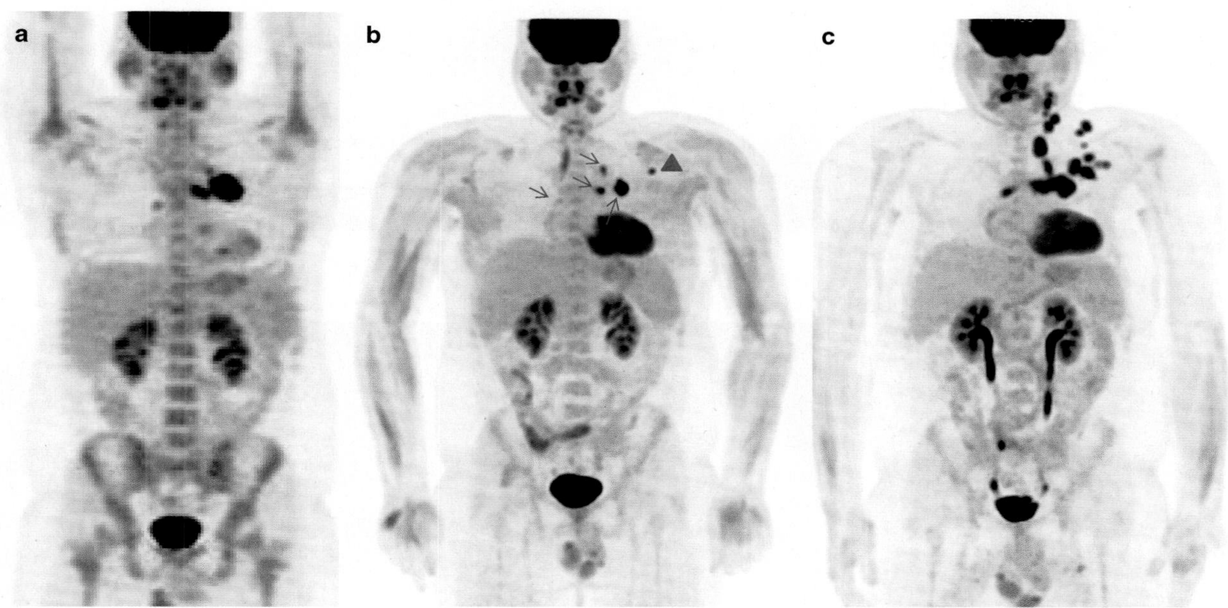

图8.2 早期疾病进展

PET 最大密度投影图像：复发难治性cHL患者接受纳武利尤单抗治疗的基线（a），治疗4个周期后（b），治疗9个周期后（c）。虽然部分淋巴结缩小（红色箭头），但需要注意，首次评估时出现了新发病灶（红色三角）。9个周期治疗后评估PET显示新发淋巴结持续增大、增多。纳武利尤单抗治疗23个周期后，由于疾病进展，医生终止使用纳武利尤单抗

教学点： 治疗早期出现的新发病灶可能提示疾病进展。此种情况下，持续使用免疫检查点抑制剂会增加不良反应的风险，应开始其他治疗而非继续使用免疫检查点抑制剂

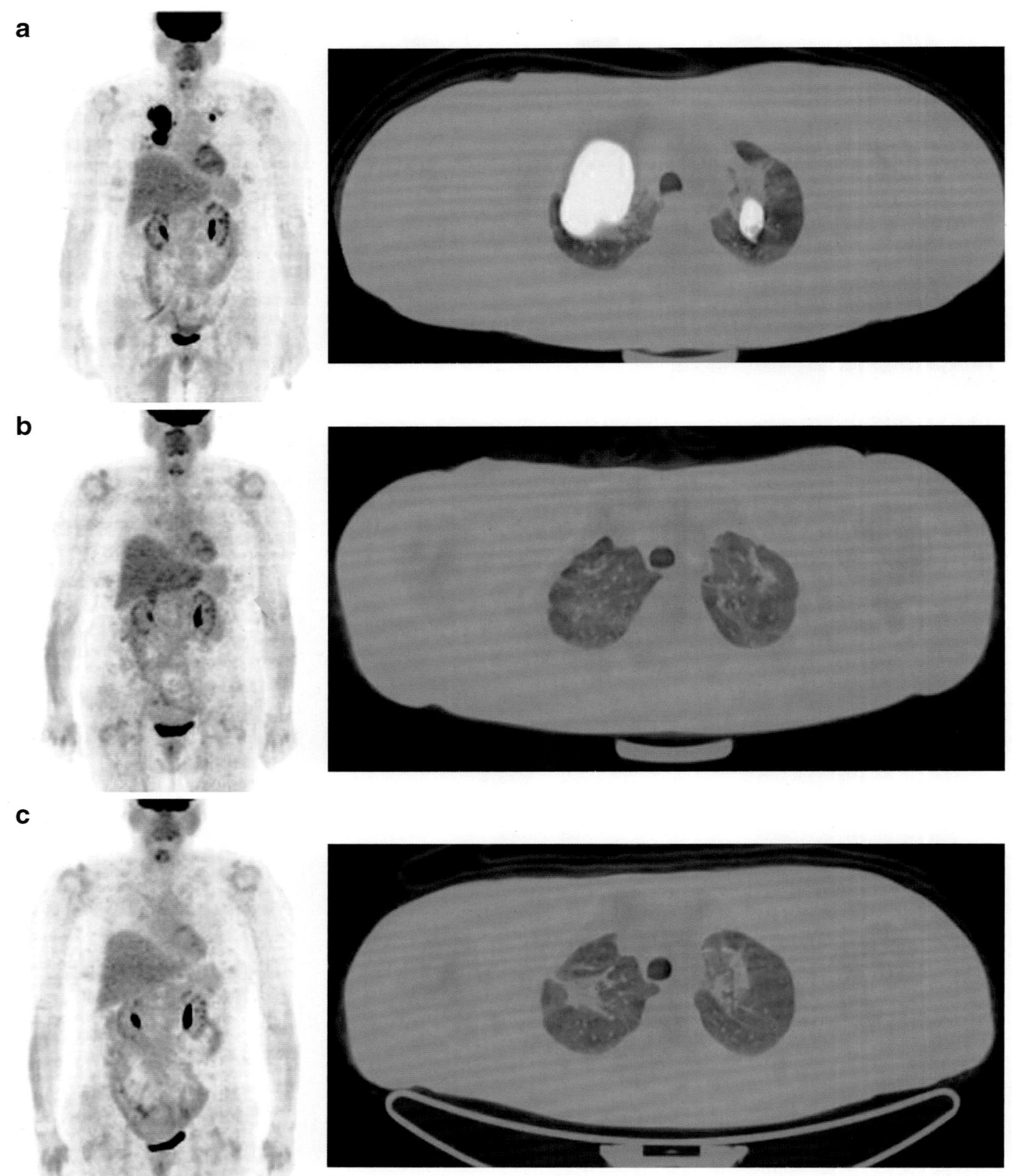

图8.3 完全缓解

PET 最大密度投影图像：纳武利尤单抗治疗后基线（a），治疗9个周期后（b），结束治疗后（13个周期，c）。肺部病变在治疗4个月后完全消失。鉴于患者在完成13个周期的治疗后仍处于完全缓解，临床医生应考虑是否开始移植计划。本患者在纳武利尤单抗治疗2年后，始终处于完全缓解状态

教学点：恶性病灶早期缓解显示患者对免疫检查点抑制剂治疗敏感。基于降低免疫相关不良反应风险的考虑，在此类患者中采用免疫检查点抑制剂短程治疗可能是合理的

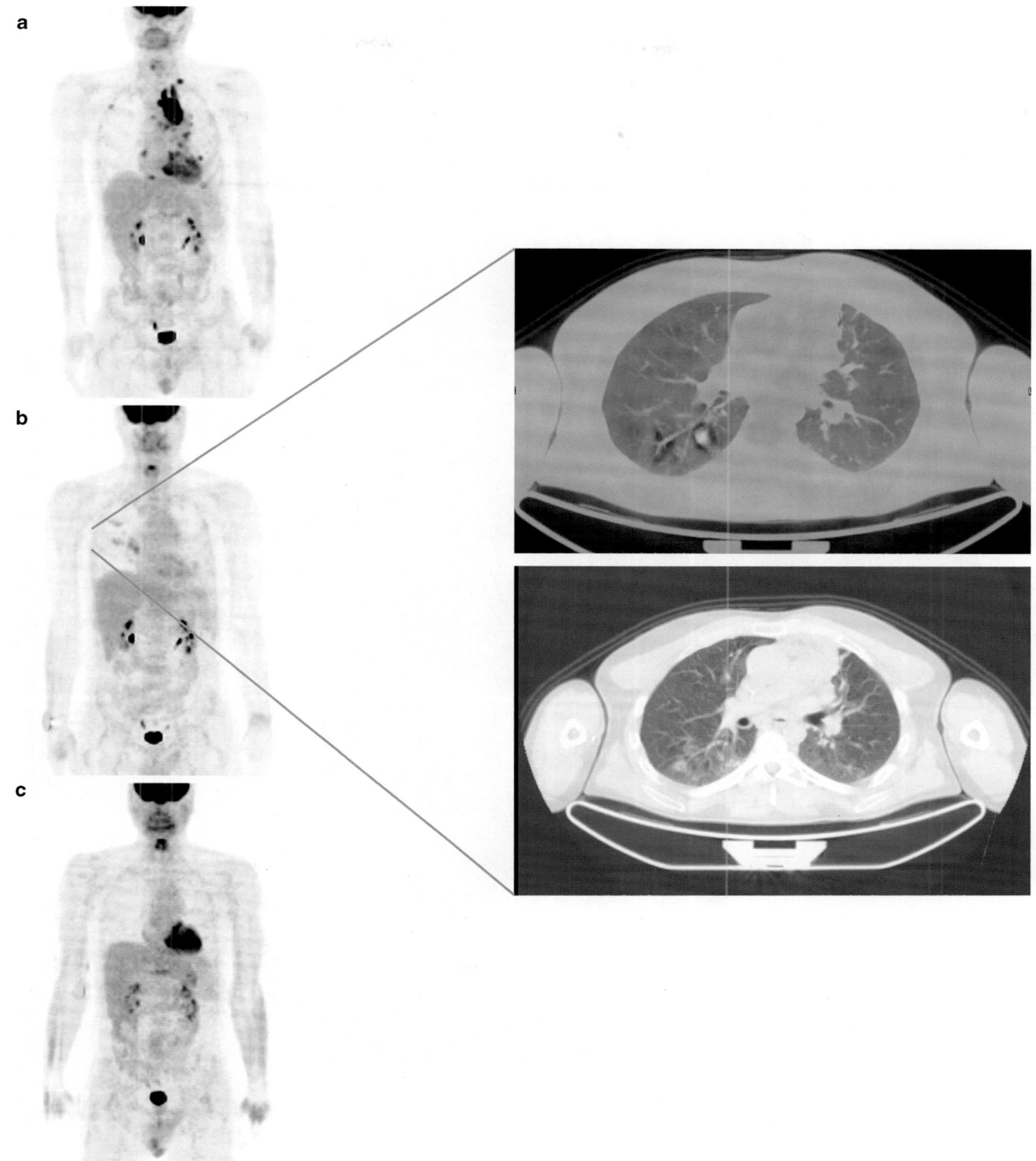

图8.4 完全缓解合并肺炎

PET最大密度投影图像（a～c），CT图像（b）。免疫治疗4个周期后，肿瘤病灶完全缓解，但CT发现右肺小叶间结节斑片影，伴有中度FDG摄取。随后的扫描中，上述肺部病灶消失

教学点：5%～10%病例中会出现肺炎，这是免疫治疗患者出现的免疫相关不良反应之一。在原有病灶部位出现肺炎，可能会对疗效评判产生误导

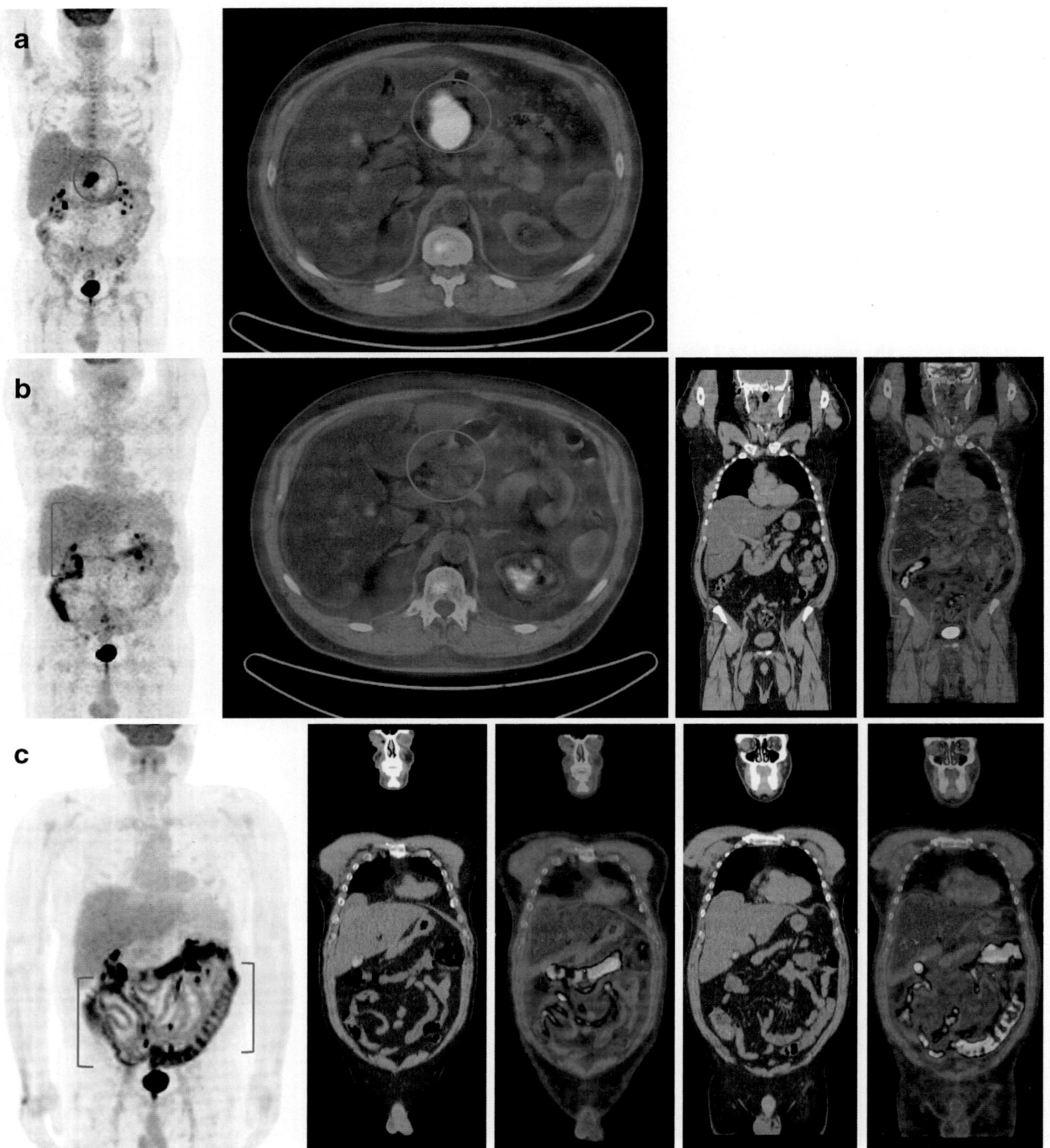

图8.5 完全缓解合并全结肠炎

PET 最大密度投影图像：基线PET/CT和CT（a），治疗4个周期后（b），治疗结束后（纳武利尤单抗 18周期，c）。首次评估的PET图像显示肝门淋巴结（红色圈）代谢活性显著下降，结肠代谢升高；示踪剂最初局限于右侧结肠，随后聚集于各组小肠（方框）。这种摄取模式与全结肠炎相符

教学点：上述图像属于免疫相关不良反应的表现，是免疫系统激活的表现，可见于对免疫检查点抑制剂疗效明显的患者。免疫相关不良反应属于严重的治疗并发症，因此影像科医生与临床医生应对此有高度警惕性，一旦考虑存在此种免疫相关不良反应可能性，应尽早干预

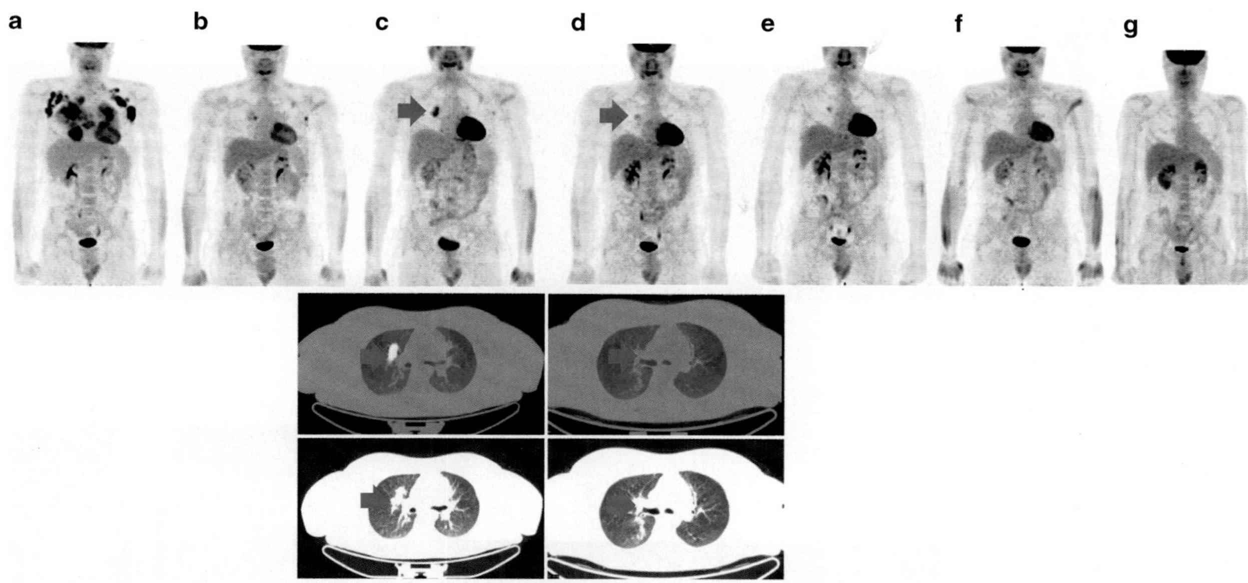

图8.6　部分缓解合并肺门反应性增生

基线及免疫治疗过程中PET最大密度投影图像（a～g）。首次疗效评估显示疾病明显缓解，因腋下及纵隔仍有FDG摄取，尚未达到完全缓解。8个周期治疗后，影像检查显示肺门摄取增加（c，d，箭头），该部位组织活检显示炎症细胞浸润。随后评估显示炎症性摄取逐渐消退，患者持续处于缓解状态

教学点：根据Lugano标准，首次评估疗效为部分缓解（DS 4分）。纳武利尤单抗治疗中，肺门区域出现的一过性、非肿瘤性摄取增高，属于“早期假进展”表现

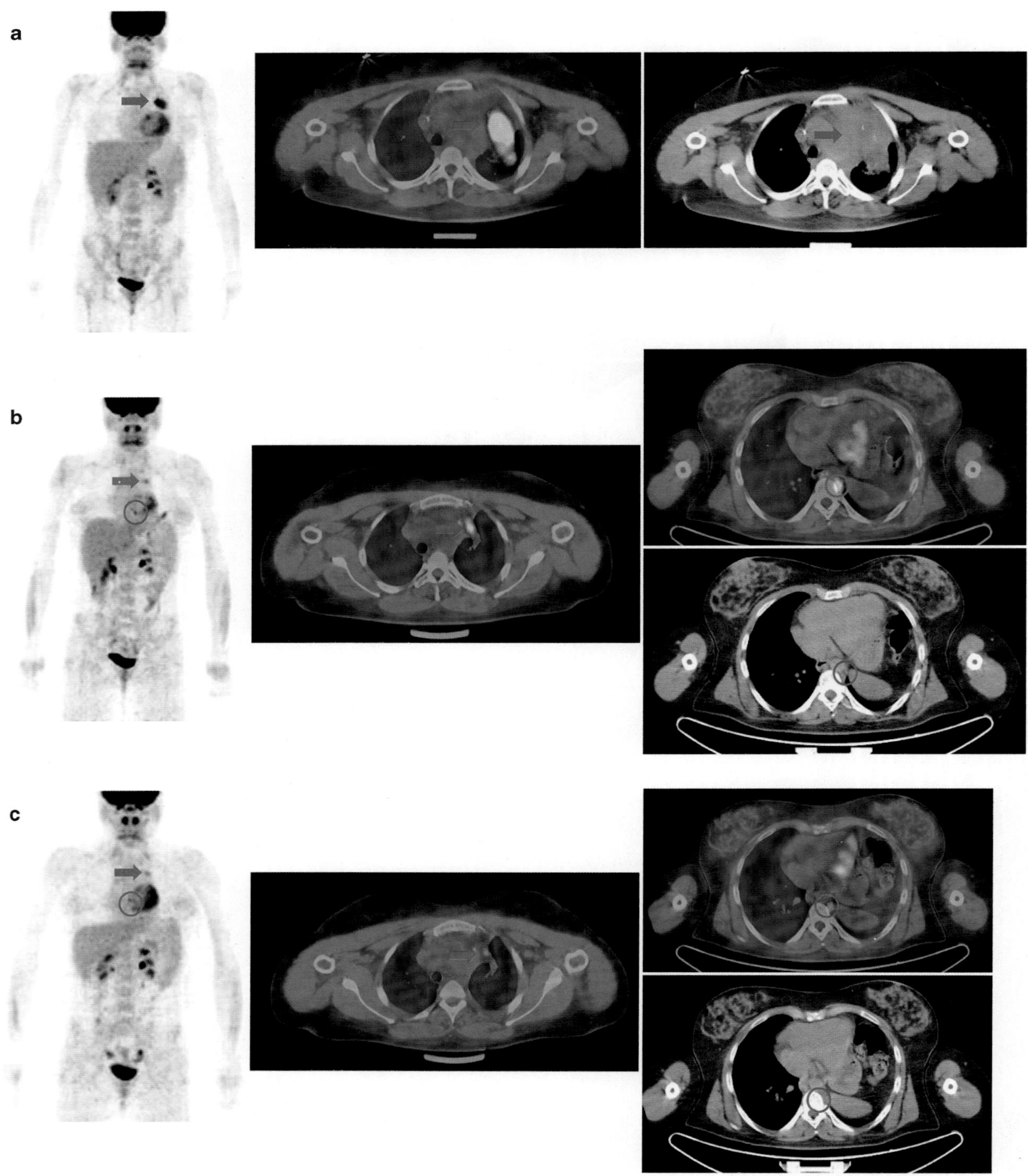

图 8.7 部分缓解合并迟发性假进展

帕博利珠单抗治疗的基线 PET 最大密度投影图像、CT 及 PET/CT 图像（a）；治疗 20 个周期后（b）以及治疗结束评估（c）。图像显示病灶部位（红色箭头）逐渐缓解，新出现左侧椎体旁软组织（红色圈）增厚并代谢增高；随后评估中左侧椎体旁病灶再次缩小。这种情况属于“延迟性假进展”

教学点：免疫检查点抑制剂治疗中可以出现孤立的延迟性进展病灶。在此类患者中，临床医生应高度警惕非肿瘤性病变出现

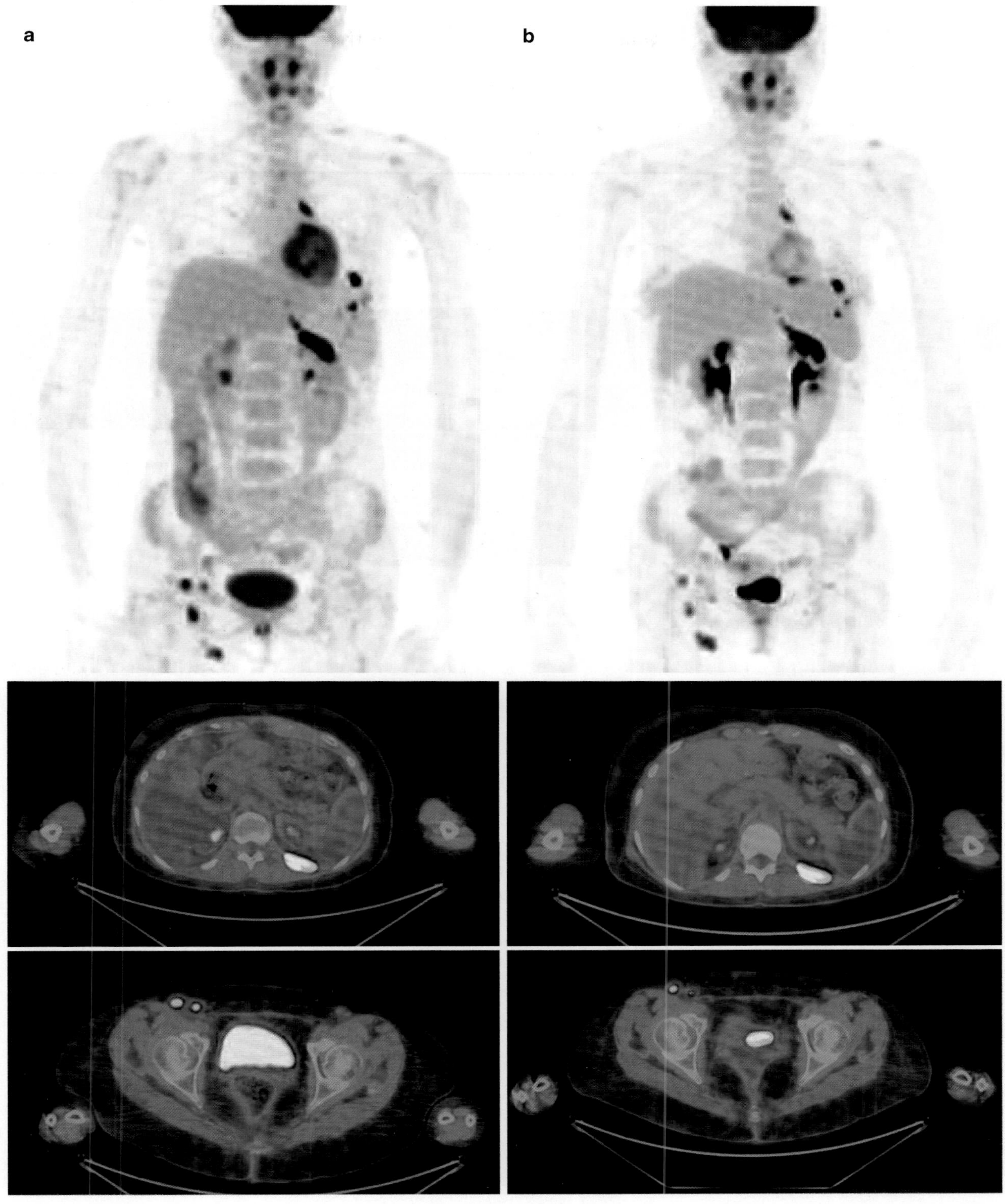

图8.8　疾病稳定

PET最大密度投影和PET/CT图像：纳武利尤单抗治疗10个周期（a）及40个周期后（b）。自纳武利尤单抗治疗开始接近2年时间，病灶保持持续稳定

教学点：接受免疫治疗后病灶长期稳定，导致无法确定停药时机

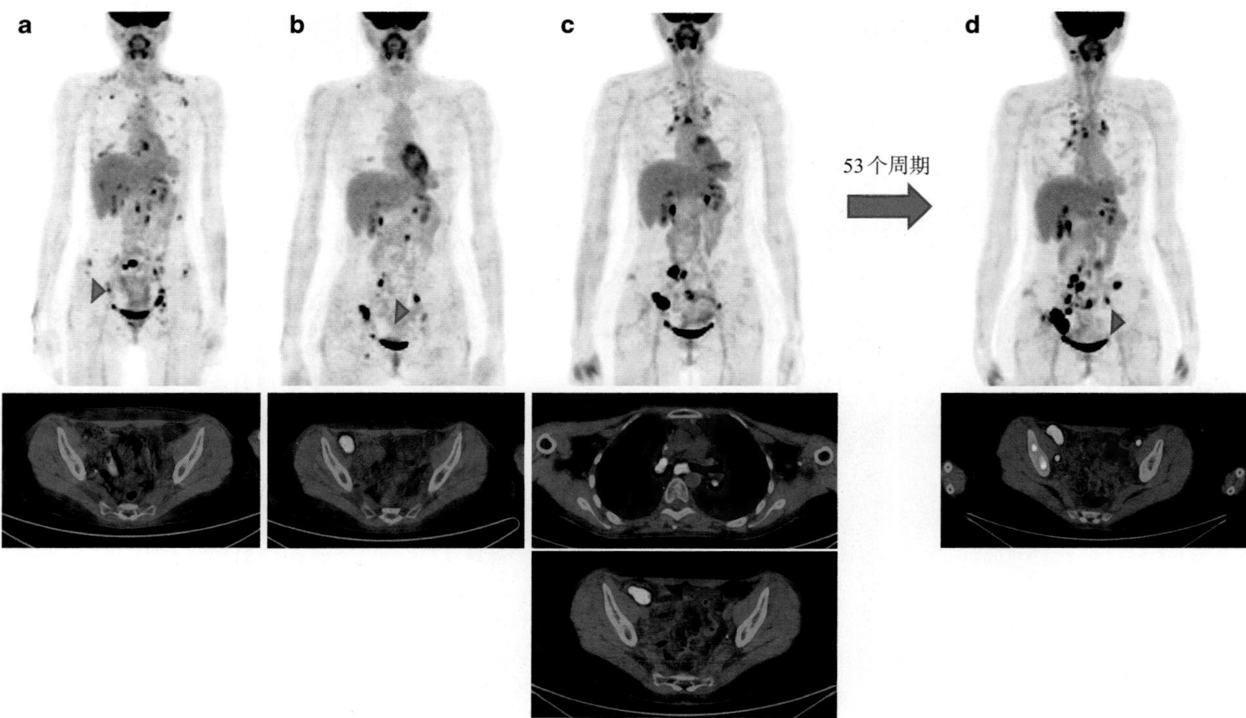

图8.9 未确定缓解合并持续病灶

PET 最大密度投影图像和PET/CT：接受免疫治疗基线评估（a），治疗9、41、53个周期后（b～d）。除右侧髂外淋巴结FDG摄取增高外，其余病灶FDG摄取明显降低。髂血管淋巴结活检证实为霍奇金淋巴瘤侵犯。此后继续接受纳武利尤单抗治疗（53个周期，持续2.5年），病灶长期稳定

教学点：根据LYRIC标准，右侧髂外淋巴结被病理确认为肿瘤病灶，属于3型未确定缓解。考虑到此病灶长期稳定，凸显了何时停用免疫检查点抑制剂并转向新的治疗方案仍是极其困难的决定

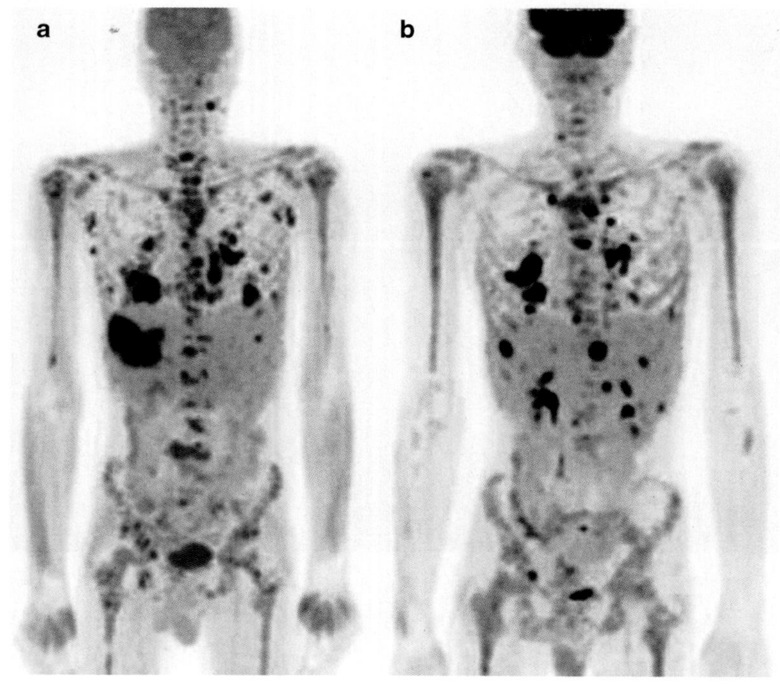

图8.10 半定量分析

PET最大密度投影图像，免疫治疗前基线（a），治疗4个月首次评估（b）。以肿瘤糖酵解总量和肿瘤代谢体积作为评价参数，首次评估提示肿瘤负荷缩小超过50%。经过纳武利尤单抗治疗16个周期后（约1年），因疾病进展停用

教学点：在免疫检查点抑制剂治疗年代，依靠Deauville评分的视觉评估法目前用于疗效评估，同时半定量参数对于疗效评判也有帮助

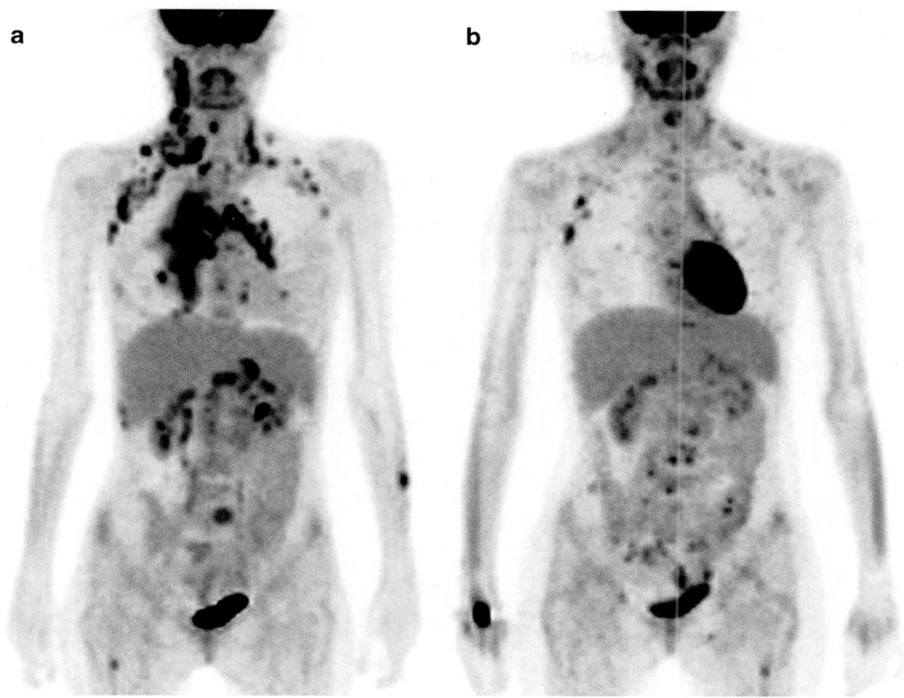

图8.11 半定量分析

PET最大密度投影图像：免疫治疗前基线（a），治疗4个月首次评估（b）。首次治疗后疗效评估，肿瘤代谢体积变化率（ΔMTV）及肿瘤糖酵解总量变化率（ΔTLG）均超过50%，提示肿瘤负荷明显下降；但是根据Lugano标准，该患者因出现新发骨骼局限性病灶属于疾病进展。后期随访数据证实，该患者一度达到部分缓解，随后长期保持在疾病稳定状态

教学点：在接受免疫检查点抑制剂治疗的患者中，存在全面缓解的大背景下出现新发病灶的情况，此时采用半定量参数，可以更为准确地评价治疗获益。在肿瘤经济学的角度来看，整体肿瘤负荷下降的前提下可继续原方案，无须因新发病灶而停止治疗。但是这种观点还缺少临床证据支持，同时半定量参数用于免疫检查点抑制剂治疗评价标准也需要在临床研究中进行验证

（张　炎　庄俊玲　译）

参考文献

1. Hodi FS, O'Day SJ, McDermott DF, et al. Improved survival with ipilimumab in patients with metastatic melanoma. N Engl J Med. 2010;363(8):711-23.
2. Herbst RS, Baas P, Kim DW, et al. Pembrolizumab versus docetaxel for previously treated, PD-L1-positive, advanced non-small-cell lung cancer (KEYNOTE-010): a randomised controlled trial. Lancet. 2016;387(10027):1540-50.
3. Motzer RJ, Escudier B, McDermott DF, et al. Nivolumab versus everolimus in advanced renal-cell carcinoma. N Engl J Med. 2015;373(19):1803-13.
4. Balar AV, Galsky MD, Rosenberg JE, et al. Atezolizumab as first-line treatment in cisplatin-ineligible patients with locally advanced and metastatic urothelial carcinoma: a single-arm, multicentre, phase 2 trial. Lancet. 2017;389(10064):67-76.
5. Ferris RL, Blumenschein G Jr, Fayette J, et al. Nivolumab for recurrent squamous-cell carcinoma of the head and neck. N Engl J Med. 2016;375(19):1856-67.
6. Green MR, Monti S, Rodig SJ, et al. Integrative analysis reveals selective 9p24.1 amplification, increased PD-1 ligand expression, and further induction via JAK2 in nodular sclerosing Hodgkin lymphoma and primary mediastinal large B-cell lymphoma. Blood. 2010;116(17):3268-77.
7. Chen BJ, Chapuy B, Ouyang J, et al. PD-L1 expression is characteristic of a subset of aggressive B-cell lymphomas and virus-associated malignancies. Clin Cancer Res. 2013;19(13):3462-73.
8. Armand P, Shipp MA, Ribrag V, et al. Programmed death-1 blockade with pembrolizumab in patients with classical Hodgkin lymphoma after brentuximab vedotin failure. J Clin Oncol. 2016;34:3733-9.
9. Ansell SM, Lesokhin AM, Borrello I, et al. PD-1 blockade with nivolumab in relapsed or refractory Hodgkin's lymphoma. N Engl J Med. 2015;372:311-9.
10. Cheson BD, Ansell S, Schwartz L, et al. Refinement of the Lugano classification lymphoma response criteria in the era

of immunomodulatory therapy. Blood. 2016;128:2489-96.

11. Cheson BD, Fisher RI, Barrington SF, et al. Recommendations for initial evaluation, staging, and response assessment of Hodgkin and non-Hodgkin lymphoma: the Lugano classification. J Clin Oncol. 2014;32:3059-68.
12. Dercle L, Seban RD, Lazarovici J, et al. ^{18}F-FDG PET/CT scans detect new imaging patterns of response and progression in patients with Hodgkin lymphoma treated by anti-programmed death 1 immune checkpoint inhibitor. J Nucl Med. 2018;59:15-24.
13. Castello A, Grizzi F, Qehajaj D, Rahal D, Lutman F, Lopci E. ^{18}F-FDG PET/CT for response assessment in Hodgkin lymphoma undergoing immunotherapy with checkpoint inhibitors. Leuk Lymphoma. 2018;22:1-9.
14. Lopci E, Meignan M. Deauville score: the Phoenix rising from ashes. Eur J Nucl Med Mol Imaging. 2018;46(5):1043-5. https://doi.org/10.1007/s00259-018-4215-9.

其他肿瘤类型：^{18}F-FDG PET/CT 在评估不同肿瘤免疫治疗疗效中的应用

9

Egesta Lopci, Angelo Castello

病例1：默克尔细胞癌

第一例病例是一名70岁男性患者，经初步活检证实，其左侧腹股沟肿块与转移性淋巴结有关。分期检查增强计算机断层扫描和^{18}F-FDG PET/CT显示胸部、腹部或骨盆等部位无患病迹象。实验数据表明，患者仅出现轻度神经元特异性烯醇化酶（neuron specific enolase，NSE）增高（16 ng/mL）。随后，该患者接受了继发于默克尔细胞癌的肿大淋巴结切除术（CK20^{+}，CD56^{+}，嗜铬粒蛋白＋，CK7^{-}，CDX2^{-}，TTF1^{-}，PSA^{-}）。辅助治疗方面，患者接受了4个周期的顺铂和依托泊苷方案化疗。治疗结束后，患者再次出现纵隔淋巴结转移。因此建议采用免疫治疗作为其二线治疗，于是患者接受了数个周期的阿维鲁单抗治疗。4个治疗周期后，其转移淋巴结已消失（图9.1和图9.2）。后续该患者在3年的定期检测复查中，肿瘤未见复发征象。

小结：阿维鲁单抗免疫治疗目前是默克尔细胞癌的标准治疗。其治疗的总体有效率高达32%，86%的病例持续应答时间超过6个月[1-3]。此外，^{18}F-FDG PET/CT可用于疾病分期和疗效评估。

病例2：头颈部鳞状细胞癌

第二例病例是一名59岁女性患者，于2016年被确诊为左侧鼻腔鳞状细胞癌，就诊时已出现颈旁淋巴结转移。根据治疗标准，患者接受了放化疗。治疗后患者病情复发，右肺出现病变进展。因此，建议采用其他治疗方法。遗憾的是，尽管CT显示其肺结节大小有所缩减，但^{18}F-FDG PET显示肿瘤病灶数量有所增加（图9.3和图9.4）。在此期间，该患者因接受含铂化疗方案后进展，接受了纳武利尤单抗治疗[4]。治疗前对患者进行了重新分期，在完成6个周期的免疫治疗后（图9.5和图9.6），患者肿瘤的代谢活性完全消失，病灶几乎完全消退。

小结：尽管患者既往治疗失败，同时存在较大肿瘤转移病灶，但头颈部鳞状细胞癌对免疫治疗敏感，可达到肿瘤完全缓解。在这一特殊病例中，代谢成像有助于将患者划分为由于肺结节进展而对化疗无反应的类型，从而为患者提供一个更有效的治疗方案。

病例3：结直肠癌

第三例病例是一名2016年因乙状结肠腺癌而手术的78岁男性患者。（pT3N1a；K e NRAS，BRAF，PI3Kca；WT）术后患者出现肝转移并立即接受化疗，随后对在^{18}F-FDG PET/CT上高摄取的残存病灶进行了立体定向放射治疗（stereotactic body radiation therapy，SBRT）。放疗后复查发现左侧髂窝腹膜转移（图9.7）。鉴于肿瘤错配修复蛋白呈阳性（MLH1、MSH2、MSH6、PMS2），该患者适合接受帕博利珠单抗免疫治疗。3个月后对患者进行了首次疗效评估，结果显示肿瘤减小、代谢降低。患者继续免疫治疗1年后进行了再次评估。遗憾的是，肿瘤在原治疗有效部位出现进展，同时有骶骨的浸润（图9.7～图9.9）。

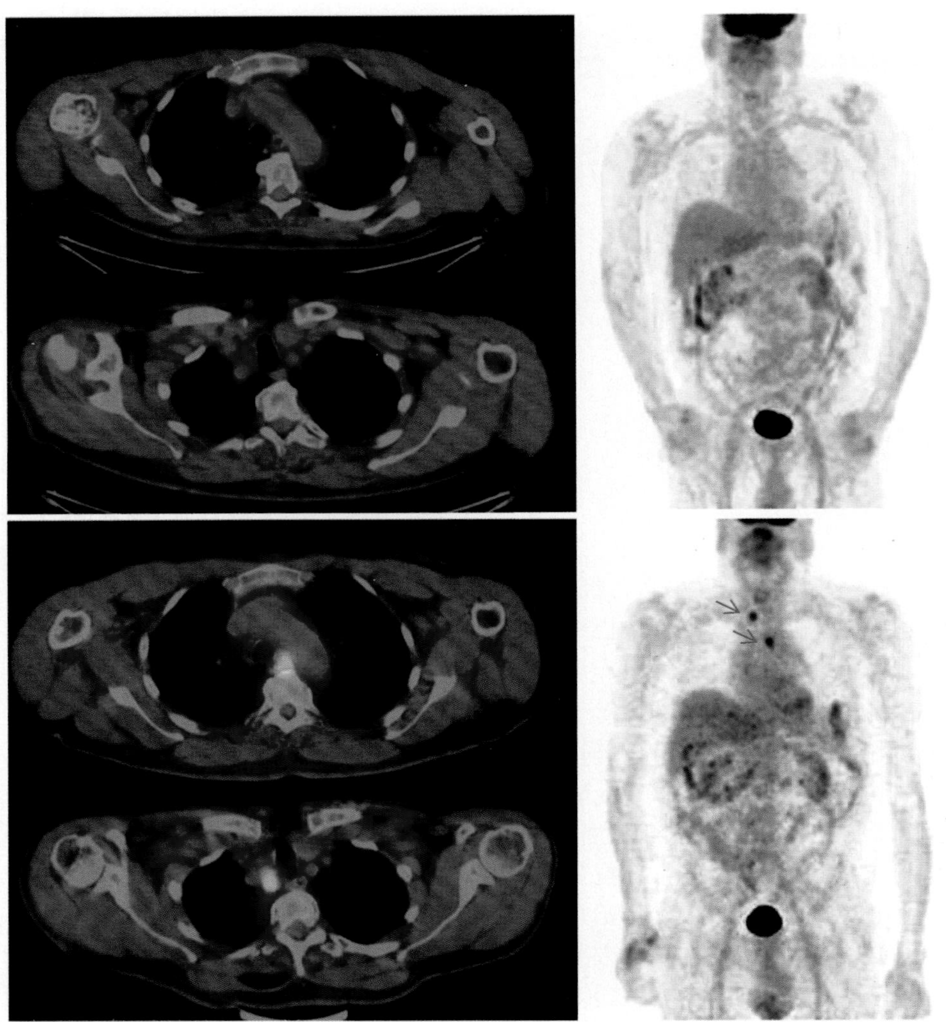

图9.1 基线检查（下图）和免疫治疗期间（上图）进行 ^{18}F-FDG PET/CT扫描；右侧为最大密度投影图像，左侧为相应的轴向融合图像，红色箭头所示为病理性病变

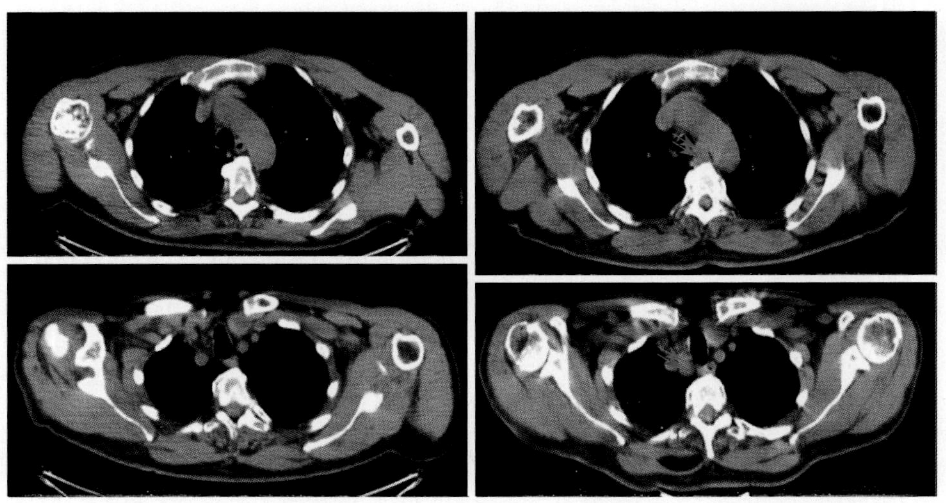

图9.2 治疗前（右图）和治疗后（左图）低剂量CT图像对比；箭头指示两个转移性淋巴结

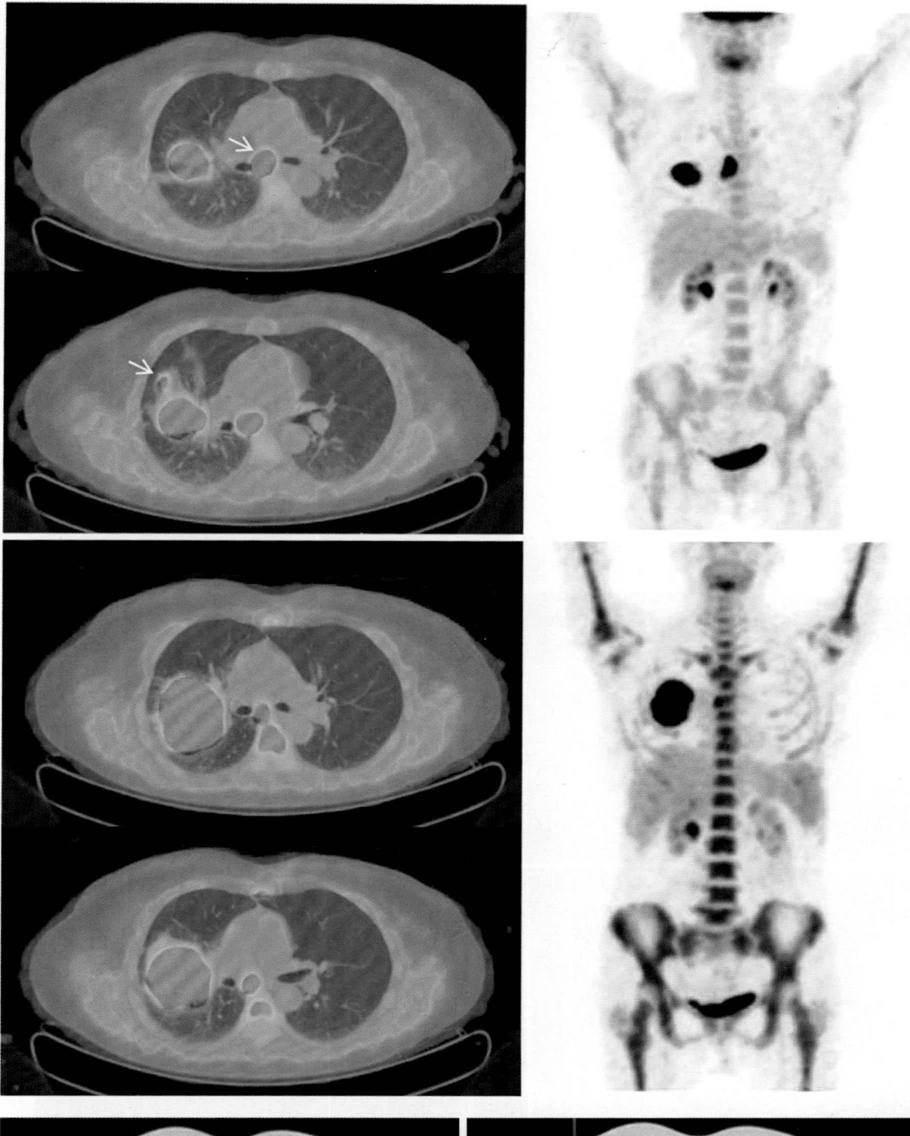

图 9.3 ^{18}F-FDG PET/CT扫描呈现化疗期间疾病进展；最大密度投影和轴向融合图显示新化疗方案前（下图）后（上图）扫描对比图。箭头所示为进展中的转移灶

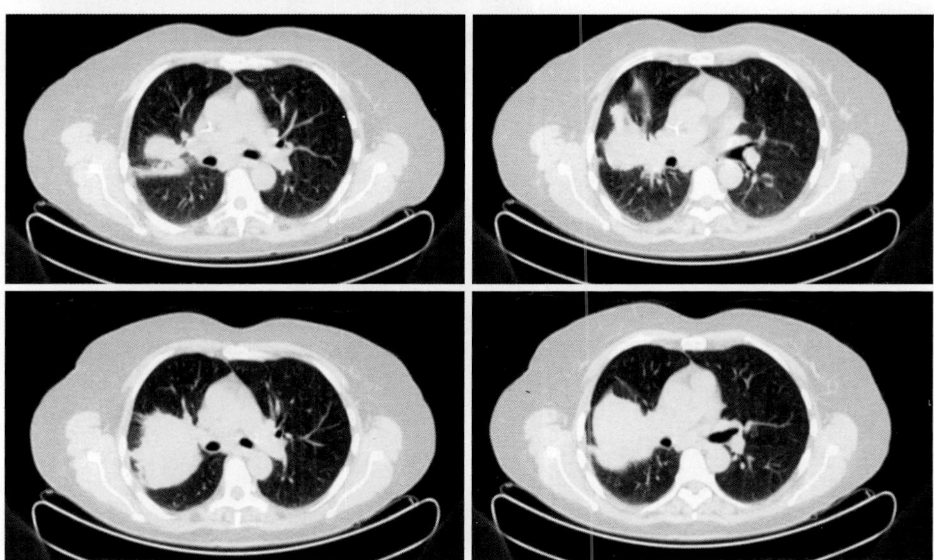

图9.4 肺部CT显示化疗后主病灶的缩小：最大直径从89 mm（下图）缩减至75 mm（上图）

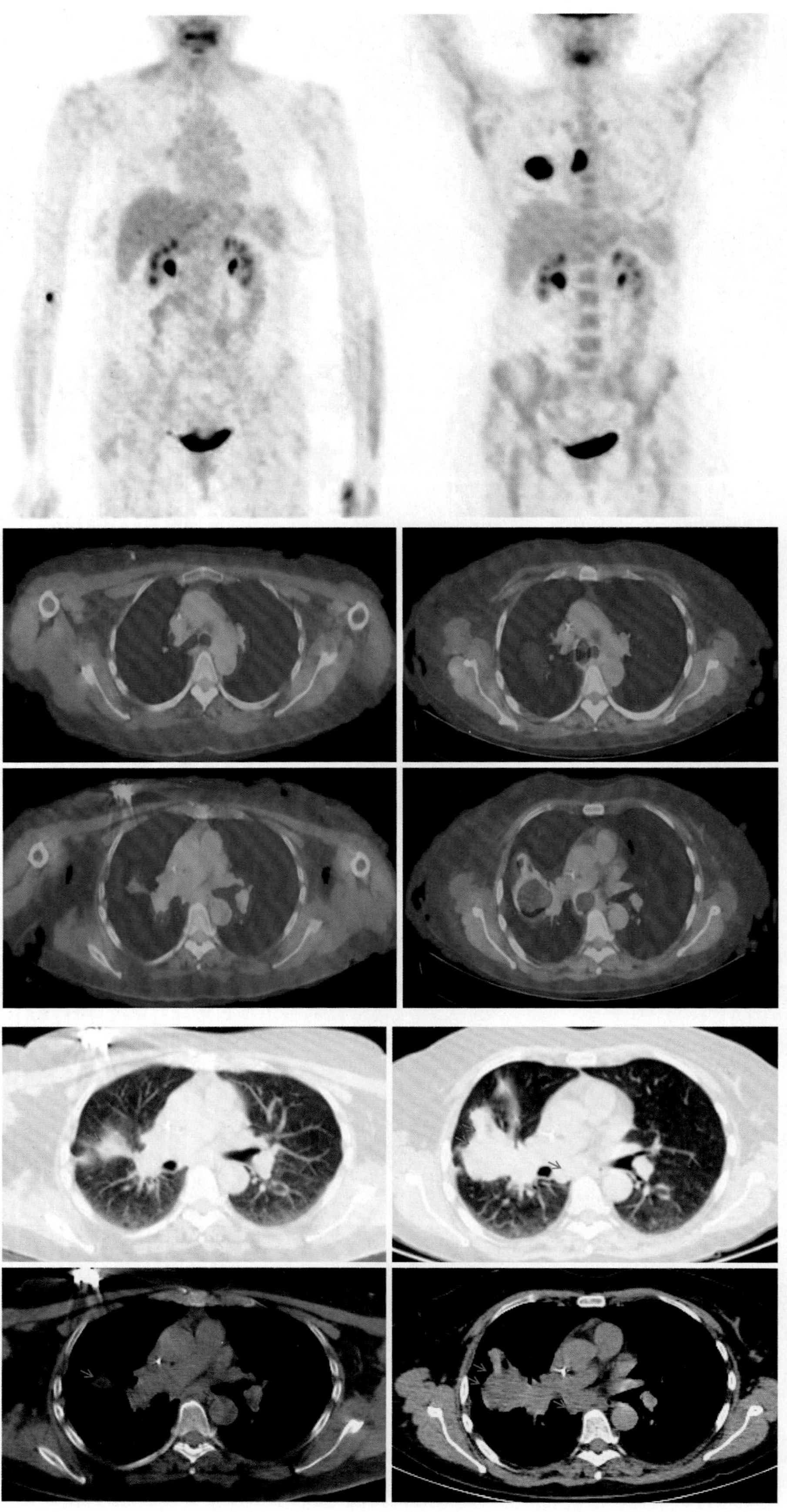

图9.5 ^{18}F-FDG PET/CT扫描呈现患者在接受免疫治疗前（右图）和6个周期的纳武利尤单抗免疫治疗后（左图）的完全代谢反应对比；对应的最大密度投影图像显示在上图，肿瘤部位的融合轴向视图如下图所示

图9.6 患者在接受免疫治疗前（右图）和6个周期的纳武利尤单抗免疫治疗后（左图）在基线检查扫描时肺和纵隔的相应CT视图；箭头所示为这两个时间点的病灶

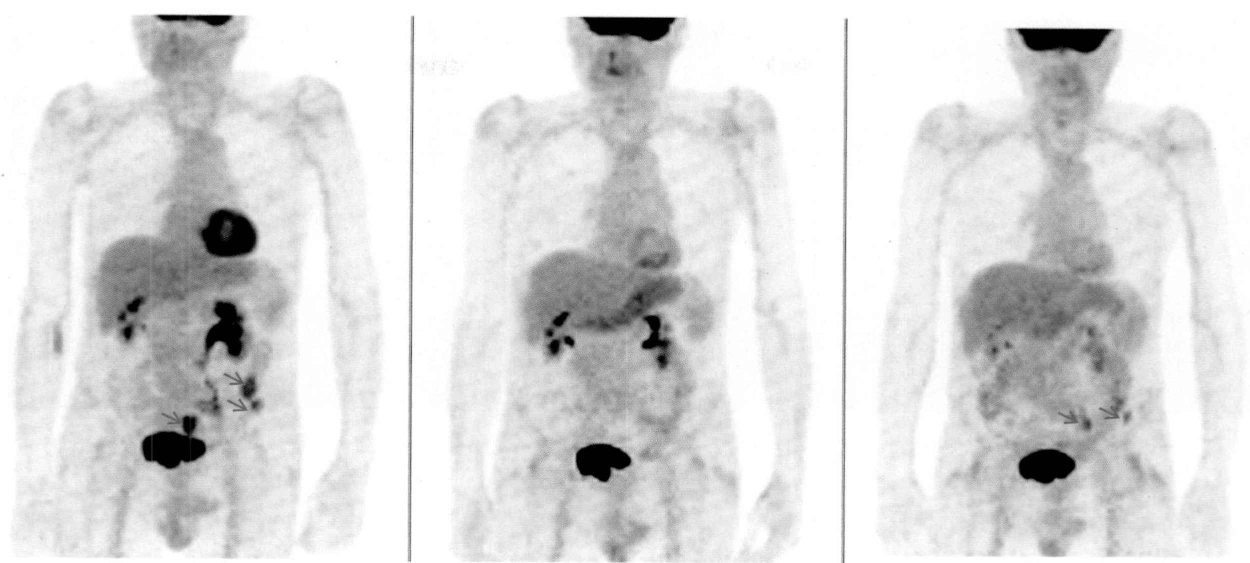

图9.7 三次^{18}F-FDG PET扫描最大密度投影图像对比，分别为基线检查时（右图）、3个月后初始反应时（中图）和进展时（左图）。注意左侧髂窝的腹膜结节（箭头）

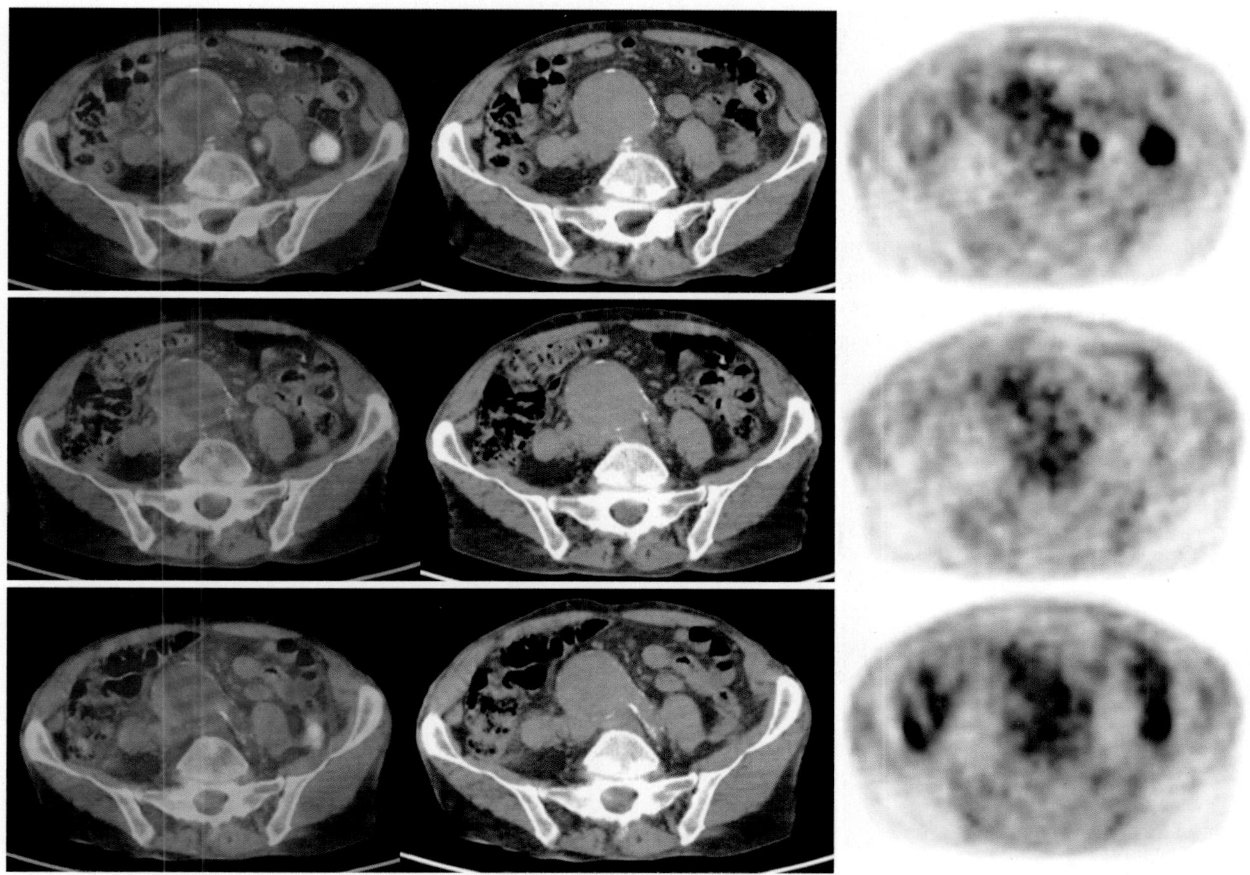

图9.8 上图所示分别为基线（较低水平）、第一次评估（中间水平）和12个月反应评估（较高水平）进行相应扫描的单独PET（右图）、低剂量CT（中图）和融合PET/CT图像（左图）的轴向视图

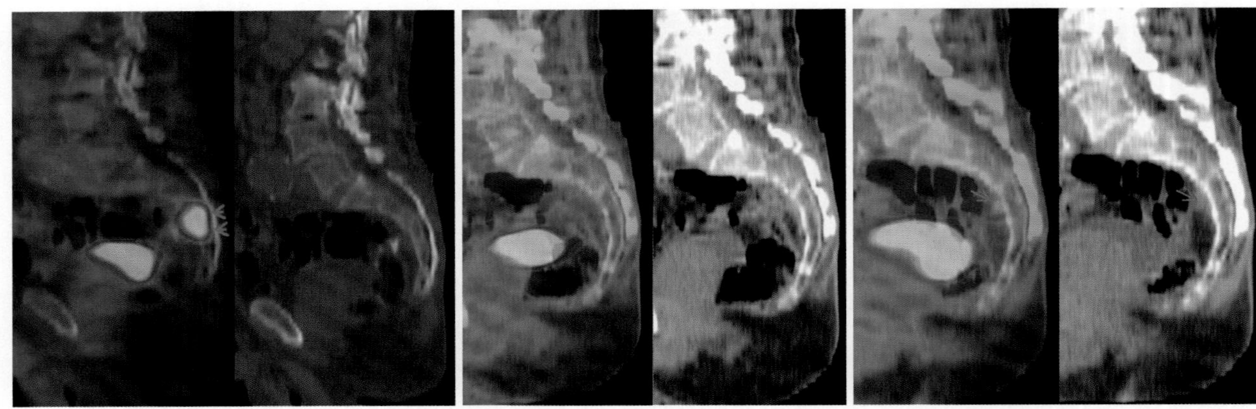

图 9.9 骶前结节矢状图（右图；箭头），治疗初期缩小（中图），疾病进展后出现骶骨浸润（箭头）

小结：在结直肠癌临床诊疗中，缺陷错配修复（deficient mismatch repair，dMMR）的患者可以在标准化疗进展后接受免疫治疗，1 年无进展生存率约为 64%[1，5-6]。

（刘潇衍　王汉萍　译）

参考文献

1. Wu X, Gu Z, Chen Y, et al. Application of PD-1 blockade in cancer immunotherapy. Comput Struct Biotechnol J. 2019;17:661-74. https://doi.org/10.1016/j.csbj.2019.03.006. eCollection 2019.
2. Kaufman HL, Russell J, Hamid O, Bhatia S, Terheyden P, et al. Avelumab in patients with chemotherapy-refractory metastatic Merkel cell carcinoma: a multicentre, single-group, open-label, phase 2 trial. Lancet Oncol. 2016;17:1374-85.
3. Topalian SL, Hodi FS, Brahmer JR, Gettinger SN, Smith DC, et al. Safety, activity, and immune correlates of anti-PD-1 antibody in cancer. N Engl J Med. 2012;366:2443-54.
4. Ferris RL, Blumenschein G Jr, Fayette J, Guigay J, Colevas AD, et al. Nivolumab for recurrent squamous-cell carcinoma of the head and neck. N Engl J Med. 2016;375:1856-67.
5. Overman MJ, McDermott R, Leach JL, Lonardi S, Lenz HJ, et al. Nivolumab in patients with metastatic DNA mismatch repair-deficient or microsatellite instability-high colorectal cancer (CheckMate 142): an open-label, multicentre, phase 2 study. Lancet Oncol. 2017;18:1182-91.
6. Ribas A, Wolchok JD. Cancer immunotherapy using checkpoint blockade. Science. 2018;359:1350-5.

第3部分
治疗反应评估的潜在陷阱

缺陷和免疫相关不良事件 10

Amir Iravani, Rodney J. Hicks

背景介绍

肿瘤对免疫疗法的反应与对化疗药物不同，理解和识别非常规的反应模式将有助于更准确地解释肿瘤负荷、客观反应和疾病进展的变化。类似地，免疫治疗相关的不良事件，在模式和时间特征上不同于其他全身性治疗（细胞毒性化疗）。免疫检查点抑制剂可增强宿主免疫活性，导致炎症反应，这通常被称为免疫相关不良事件（immune related adverse event，irAE）。最常受累的器官包括皮肤、胃肠道、内分泌腺、肝、中枢神经系统以及心血管、肺、肌肉骨骼和血液系统[1]。尽管免疫检查点抑制剂治疗通常可以在出现轻度irAE并密切监测的情况下继续，中度至重度irAE可造成器官功能、生活质量严重下降，也可致命。因此，对这些irAE的早期发现、及时管理和随访至关重要。

尽管irAE的确切病理生理学尚不明确，目前认为与免疫检查点抑制剂在维持免疫稳态中的作用有关。虽然CTLA-4在T细胞活化的早期阶段抑制免疫反应[2]，但PD-1/PD-L1抑制免疫反应后期的T细胞[3]。CTLA-4和PD-1不同功能反映在相应免疫检查点抑制剂治疗患者不同的irAE特征中。例如，结肠炎和垂体炎似乎更常见于抗CTLA-4抗体伊匹木单抗，而肺炎和甲状腺炎似乎更常见于抗PD-1抗体[4-6]。器官特异性irAE的其他病理生理学解释包括一些正常器官上免疫检查点的表达、体液免疫的调节、破坏自身耐受性、针对正常组织和肿瘤之间共享抗原的T细胞激活以及细胞因子释放[7]。

影像学仍然是免疫检查点抑制剂治疗期间监测患者的关键组成部分，不仅是抗肿瘤活性，也是监测irAE（图10.1～图10.16）。因此，识别irAE的成像特征并将其与肿瘤浸润区分开来至关重要。大多数关于irAE的报告是基于Ⅱ期和Ⅲ期试验的结果，这些试验使用了各种免疫检查点抑制剂，包括抗CTLA-4、抗PD-1或抗PD-L1抗体，但提供的放射学描述有限[8-10]。

两个最大的已发表放射学系列irAE包括接受抗CTLA-4抗体治疗的晚期黑色素瘤患者[11-12]。2011年的较早研究对119名患者进行了回顾性研究，发现其中17%的患者有irAE的放射学表现，其中近2/3的患者有irAE的临床表现[11]。在这项研究中，所有患者都进行了增强CT，将近1/4的患者在治疗期间也接受了FDG PET/CT，这不是常规成像方案的一部分。从开始治疗到放射学表现的中位时间为6个月；有明显放射学临床表现的常见irAE有结肠炎、关节炎和垂体炎，无明显放射学临床表现的常见irAE有淋巴结肿大（结节病样）和肌炎。作者还发现irAE的放射学表现与免疫检查点抑制剂的临床反应改善之间存在关联。

在2015年发表的第二项研究中，作者回顾了147名接受伊匹木单抗治疗的晚期黑色素瘤患者[12]。总共748次CT和326次FDG PET/CT（每名患者中位扫描次数为5次）在不知道临床结果的情况下进行回顾性分析。在这项研究中，31%的患者有放射学上明显的irAE，其中2/3以上是在开始治疗后的3个月内检测到的。最常见的放射学检测irAE包括结肠炎（19%）、结节病样淋巴结肿大（5%）和肺炎（5%）。与之前的研究相似，所有结节样淋巴结肿大患者和一半的肺炎患者没有任何临床表现。与先前研究相比，irAE的发生率较高归因于前一项研究中使用的不同抗CTLA-4抗体，以及后一项研究中预先定义了器官特异性irAE的放射学表现。在这两项研究中，放射学检测到的irAE的发生率远低于临床检测到的61%的irAE发生率。至少部分是由于临床最常见的皮肤病学irAE（44%）这不是影像的重点。有趣的是，在89%的患者影像学发现irAE的中位间隔时间为2.3个月，这与临床报告的时间范围一致[13]，突显了影像学在irAE随访中的效用。

除了FDG PET/CT扫描检测到的irAE外，在上述研究中，多个病例报告和病例系列也报告了这种检查在这种临床环境中的实用性[14-18]。在多项研究中，FDG PET/CT在随后的反应评估中显示出可喜的结果[19-26]。

然而，众所周知，炎症细胞是摄取FDG的，可以在不同器官，尤其是淋巴结中模拟肿瘤FDG摄取[27-28]。欧洲核医学协会（European Association of Nuclear Medicine，EANM）年会关于免疫调节的研讨会论文集已经出版，概述了FDG PET/CT在评估肿瘤反应和irAE方面的现状[29]。针对临床医生的一些重要实践指导如下：

- 评估新病变以及是否可以用irAE来解释。
- 新的FDG摄取淋巴结是否位于反应病灶的引流区。
- 新的淋巴结FDG摄取模式表明结节病样分布（有或没有门腔淋巴结）。
- 注意肝脾FDG摄取比，其倒置表明免疫再激活。
- 与基线扫描对比和生理摄取增加的器官可能提示irAE。
- 当先前扫描显示irAE时，评估患者在后续研究中的恢复情况。

应该注意的是，非常规反应模式和irAE的发生率可能因病变位置和相对于开始治疗的时间而异。不同免疫检查点抑制剂类型（抗CTLA-4与抗PD-L1/PD-1，抗PD-L1与抗PD-1）和组合在相同患者人群中的反应模式和irAE也可能不同。此外，相同药物在不同肿瘤类型可能会出现不同的反应模式和irAE。鉴于淋巴结在免疫反应中的作用，它可能表现出复杂的模式，需要特别注意。最后，随着免疫调节方法的增加和当前对不同肿瘤实际药物的扩展，可能会出现其他的反应模式和irAE。

病例 1：结节病样淋巴结病

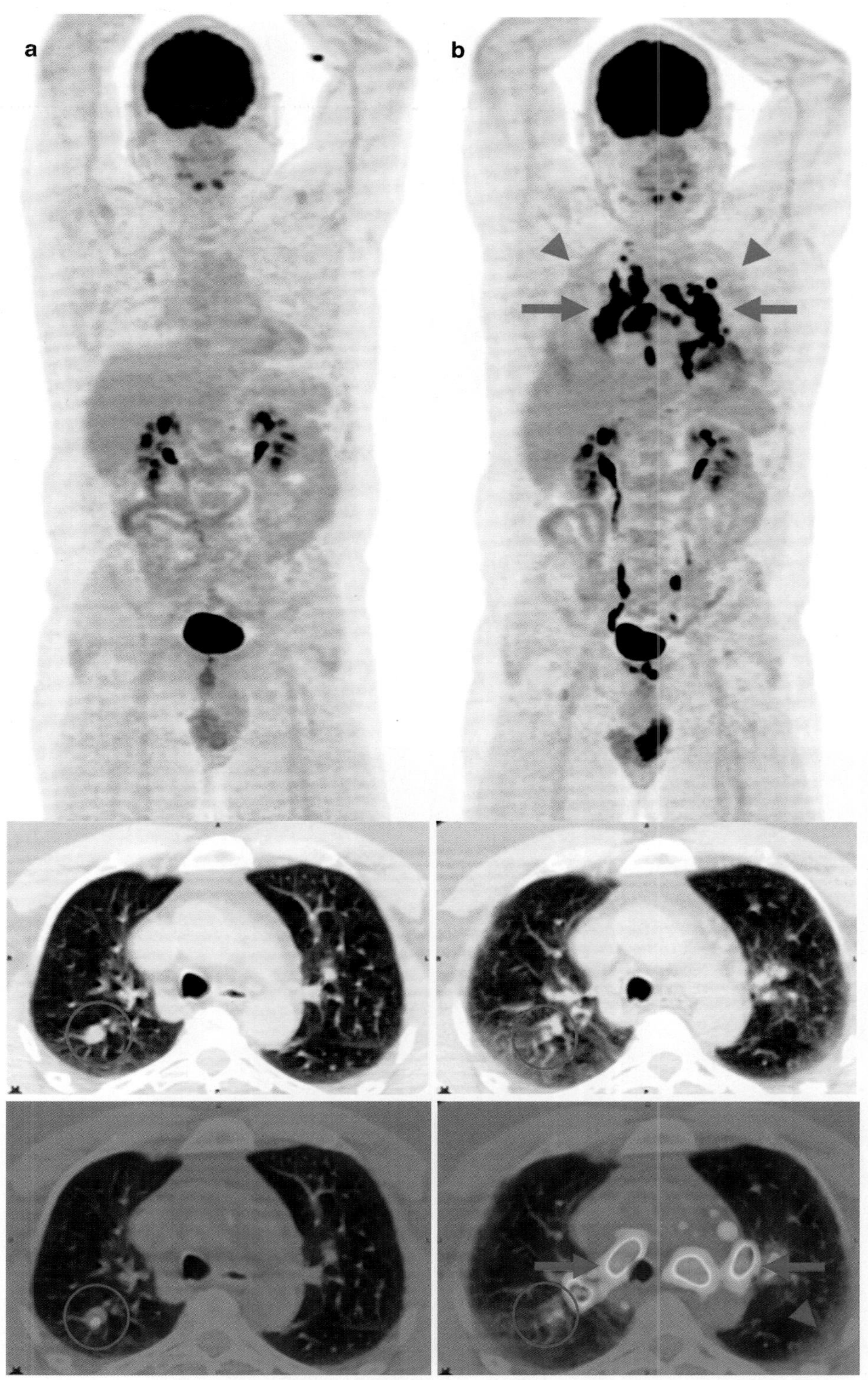

图 10.1 PET/CT 结果：免疫治疗前（a）和免疫治疗2 个月后（b）PET最大密度投影、CT和PET/CT显示有反应的肺转移（红色圈）伴结节病样淋巴结肿大（箭头）和轻微的胸膜下肺炎（箭头）

教学点： 胸部对称分布的淋巴结肿大或对治疗有反应的转移引流区中新出现的FDG 摄取淋巴结提示免疫激活而不是疾病进展

病例 2：结节病-甲状腺炎

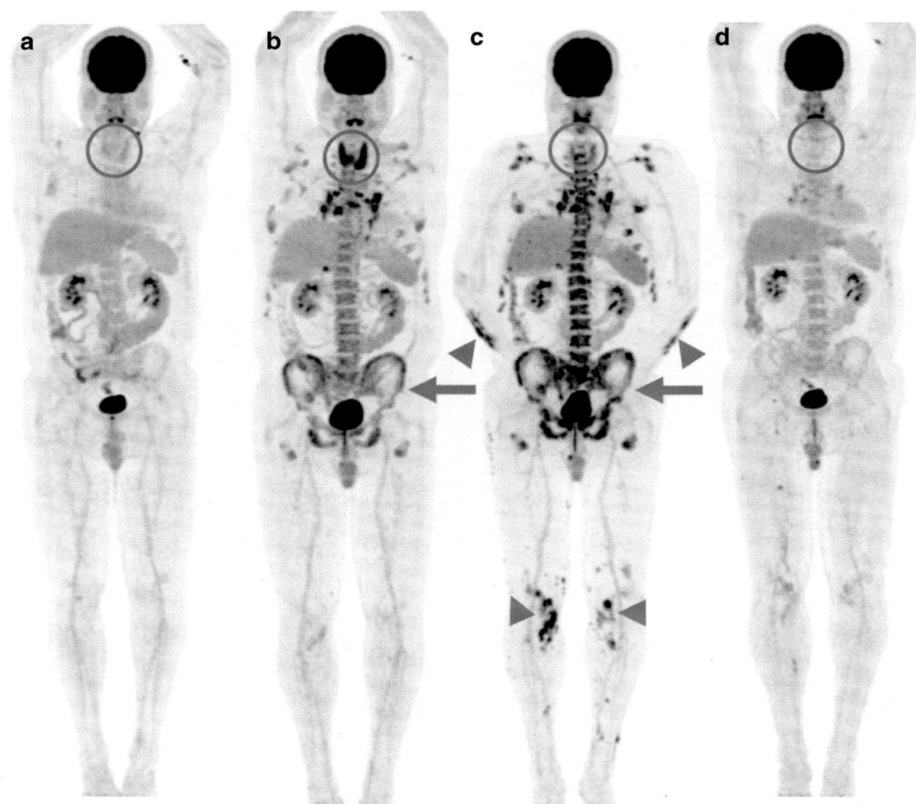

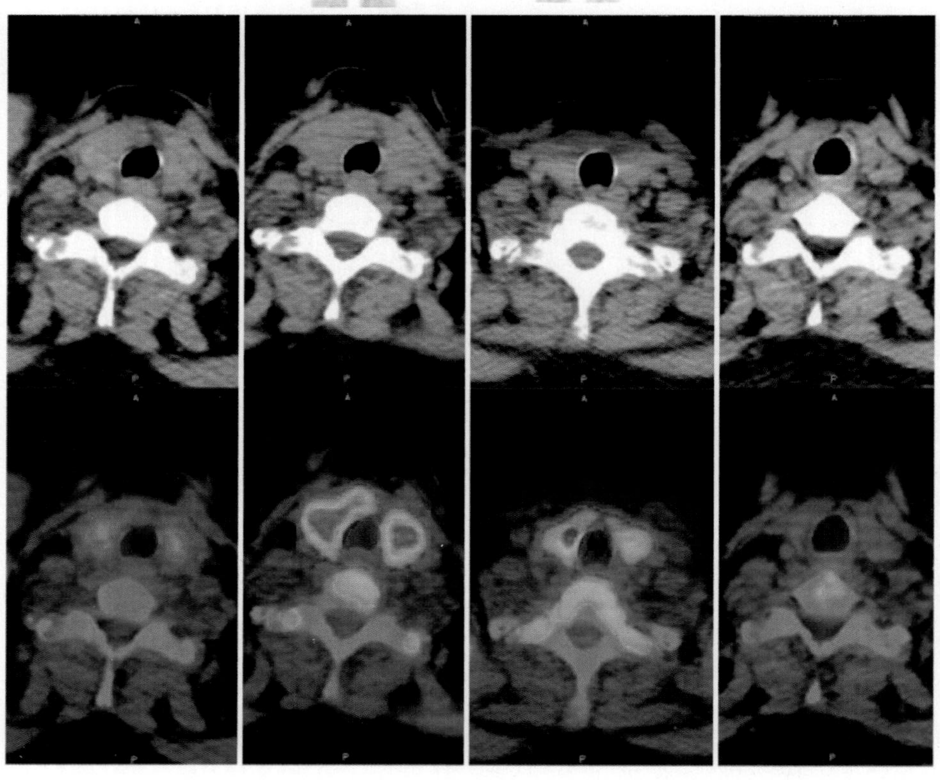

图 10.2 PET/CT结果：免疫治疗前（a）和免疫治疗后大约2个月（b）、4个月（c）和14个月（d）的PET最大密度投影、CT和PET/CT。甲状腺中出现弥漫性FDG高摄取（b，红色圈），随着FDG摄取逐渐消退，CT上甲状腺大小和密度下降。注意组织病理学证实的非干酪样肉芽肿累及皮下组织（箭头）、骨髓（箭头）、胸部和门腔区域的结节病样淋巴结

教学点：除了常见的胸部淋巴结和肺部受累外，结节病可能累及其他节点，如门腔淋巴结和其他器官，包括骨/骨髓、脾和肝

病例 3：肺炎，间质型

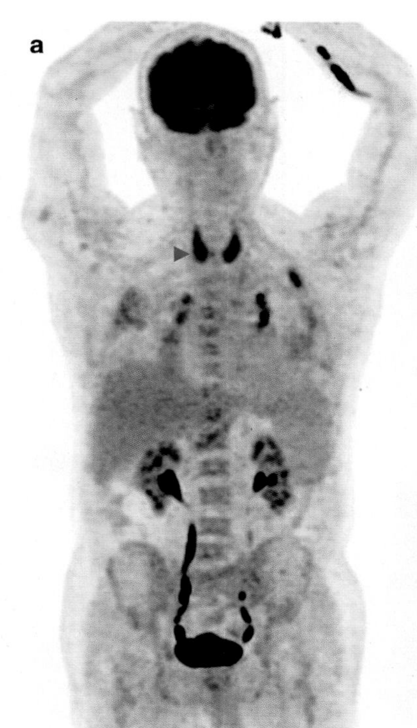

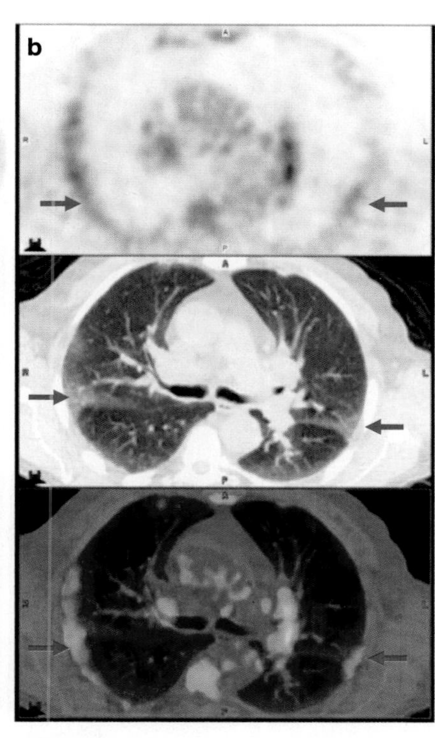

图 10.3 PET结果：PET最大强度投影（a）、PET、CT和PET/CT（b）显示胸膜下和叶间裂周围区域（箭头）的FDG摄取。这个病例的双侧肺门区的摄取是对肺炎的反应。注意甲状腺弥漫性摄取（箭头），符合甲状腺炎表现

病例 4：肺炎，隐源性机化性肺炎

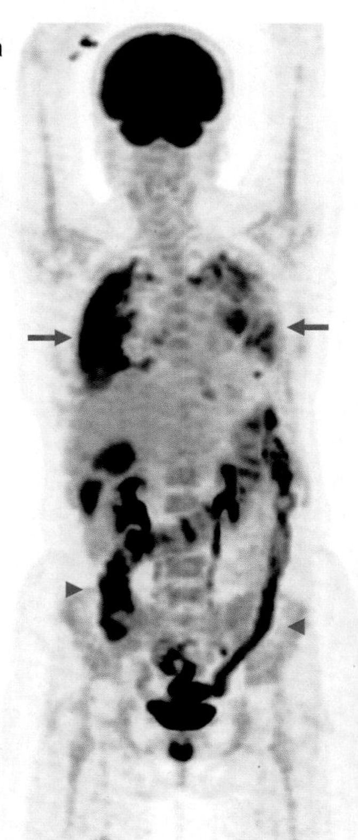

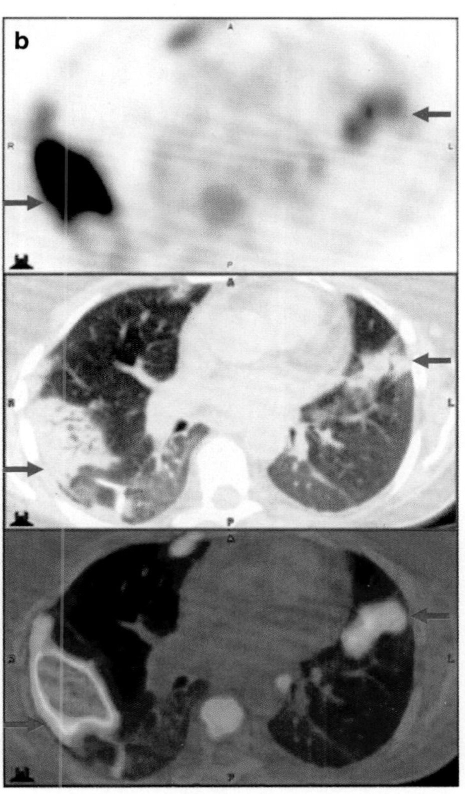

图 10.4 PET结果：PET最大密度投影（a）、PET、CT和PET/CT（b）显示对应于双肺外周散在实变、支气管充气征的FDG摄取增加（箭头）。注意结肠中弥漫性摄取增加，符合结肠炎表现（箭头）

病例5：肺炎，磨玻璃影

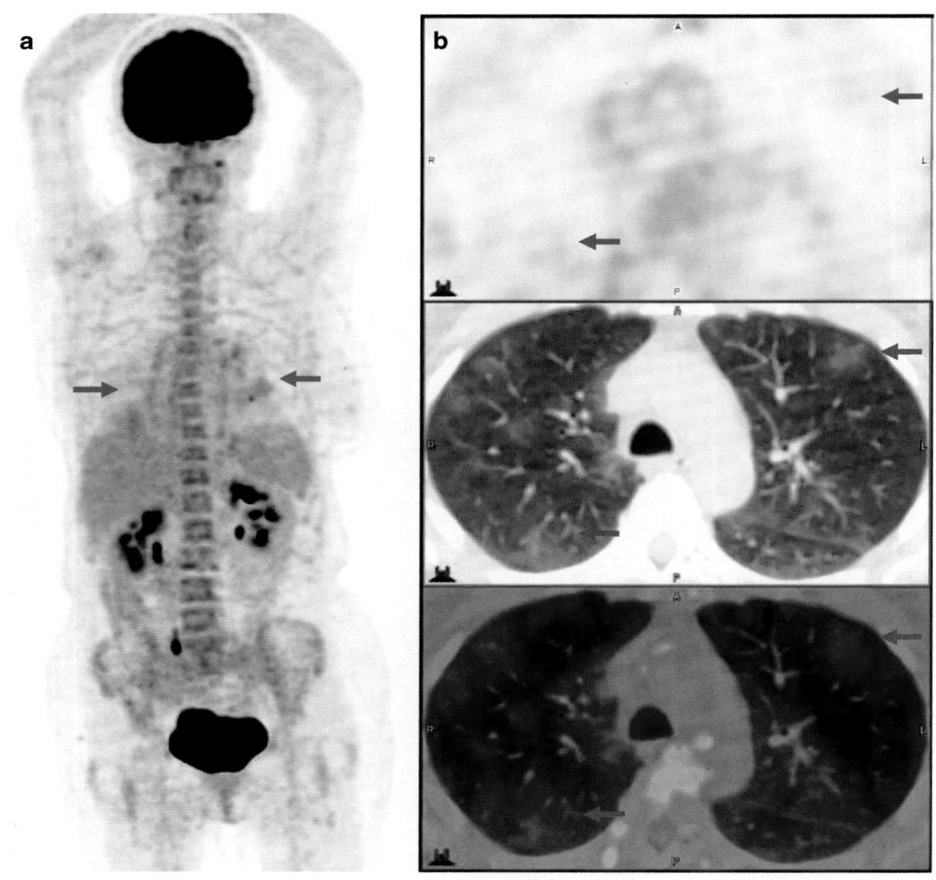

图 10.5 PET结果：PET最大密度投影（a）、PET、CT和PET/CT（b）对应于双肺散在磨玻璃影的轻微FDG摄取（箭头）

病例6：肺炎，超敏性肺炎

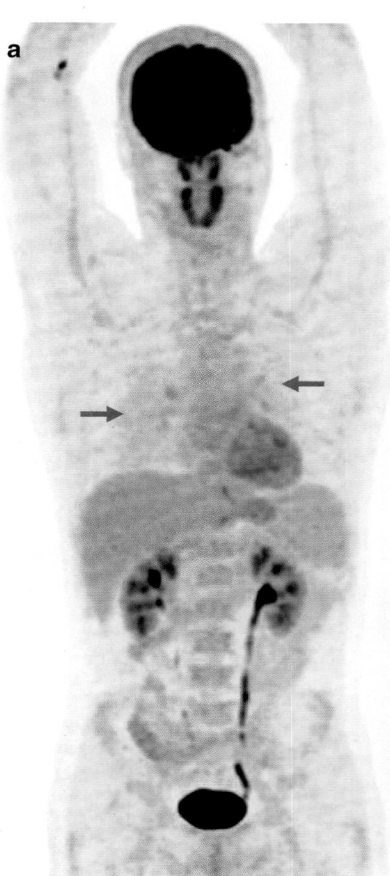

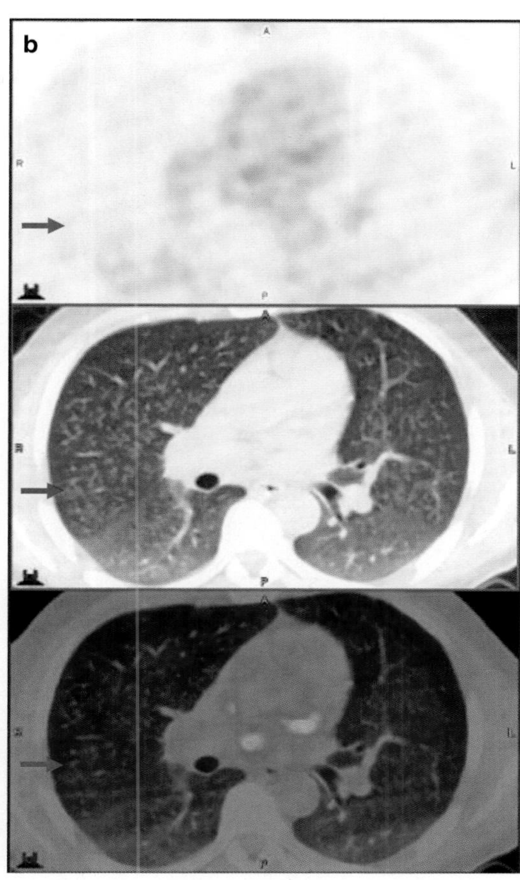

图 10.6 PET结果：PET最大密度投影（a）、PET、CT和PET/CT（b）与双肺弥漫性小叶间结节影相对应的轻微FDG摄取（箭头）

教学点：免疫治疗相关肺炎的四种类型已被识别，包括间质型、隐源性机化性肺炎、磨玻璃影和超敏性肺炎，但也可能出现这些类型的组合[5]。由于这些变化通常先于症状，但可能迅速演变成危及生命的状况，因此应立即提醒管理团队注意此类变化，以便及时进行医疗管理

病例 7：结肠炎-附着点炎

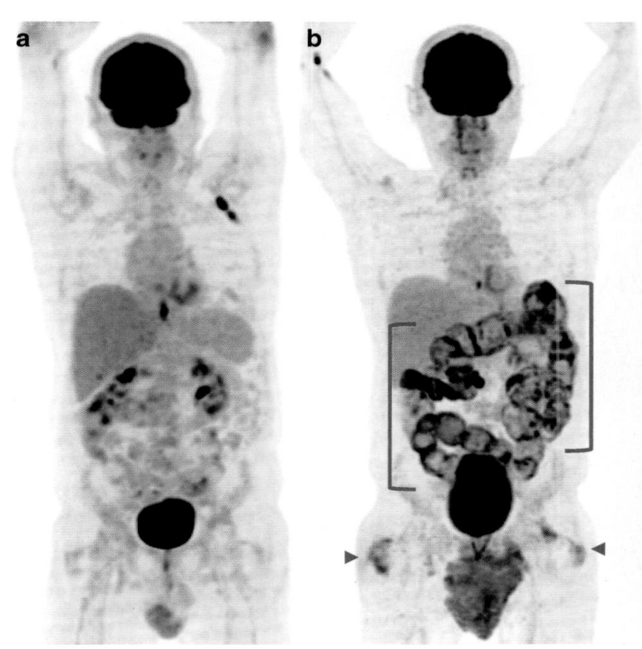

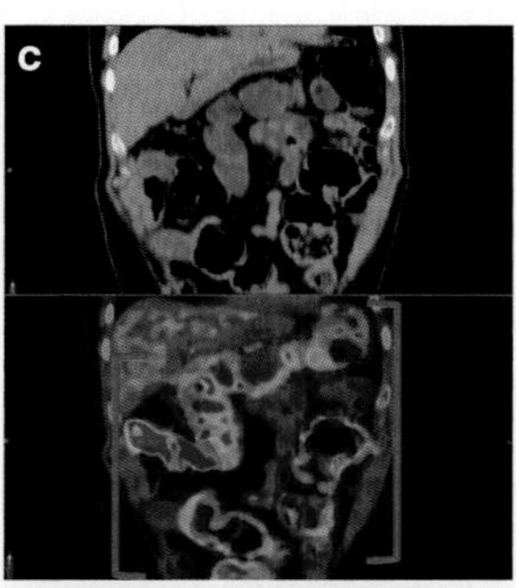

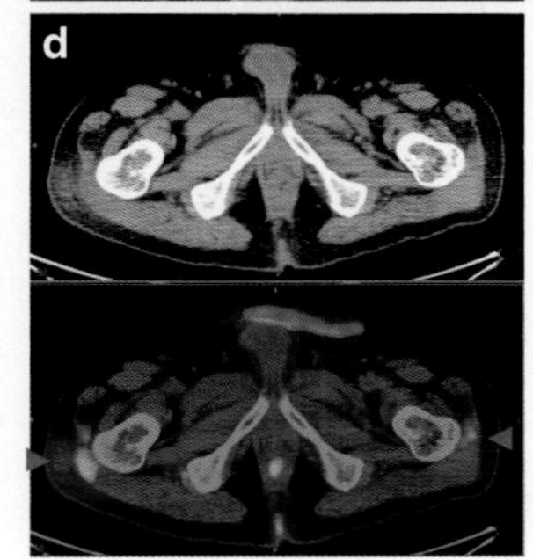

图 10.7 PET表现：免疫治疗开始前（a）和开始后2个月（b）PET最大密度投影对应CT和PET/CT（c）显示结肠（括号）中的弥漫性摄取，符合结肠炎表现。CT和PET/CT（d）显示大转子上有新的摄取，符合附着点炎表现（箭头）

教学点：患者在免疫治疗过程中可能同时或在不同时间点发生不止一种免疫相关不良事件。根据我们的经验，结肠炎的代谢特征通常先于经典放射学特征。结肠袋的"珍珠串"样表现是结肠炎的特征性改变，但在确诊的结肠炎病例中并不普遍

病例8：胃炎

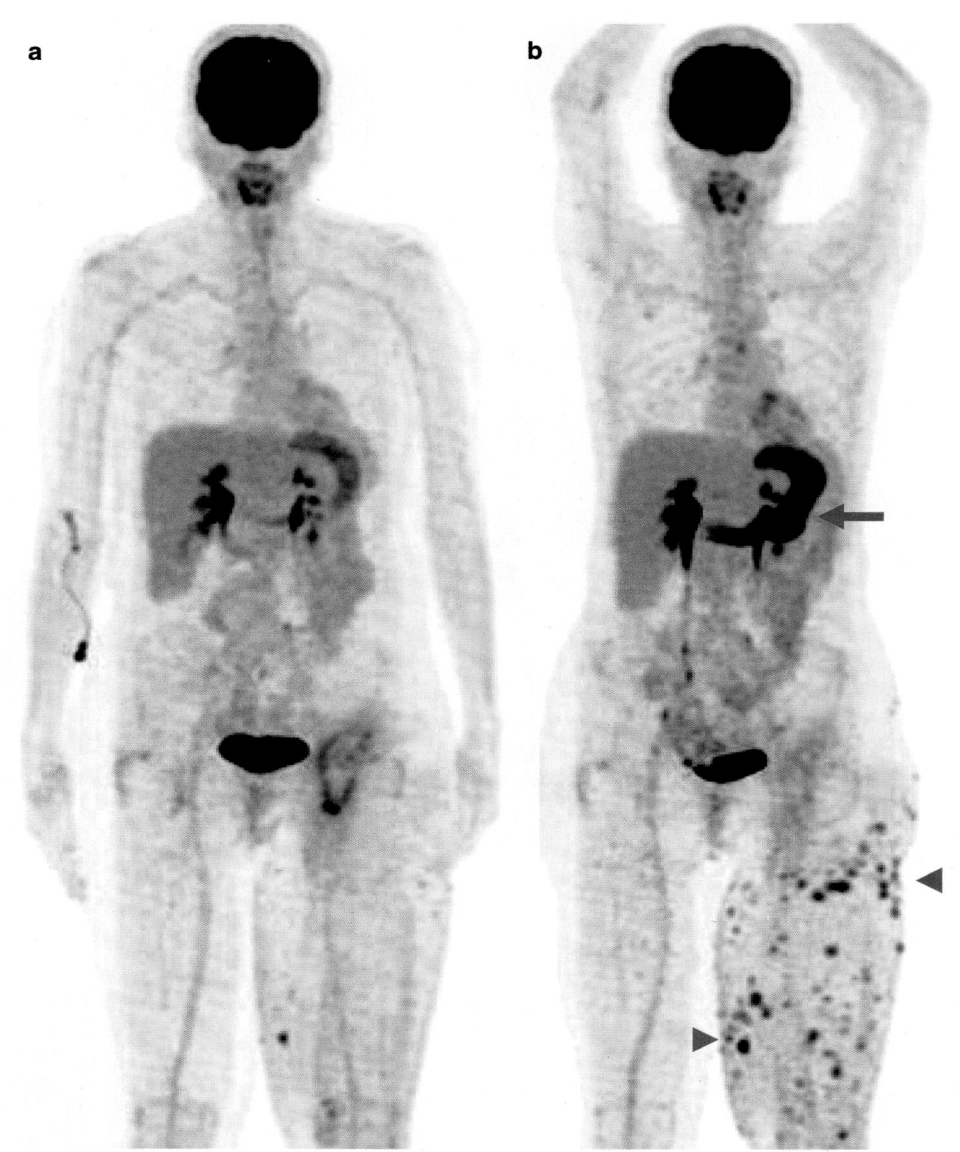

图 10.8 PET发现：免疫治疗前（a）和免疫治疗后2个月（b）的PET最大密度投影显示胃中弥漫性高摄取（箭头）。注意后续随访中皮下摄取点的进展（箭头）

教学点：应与基线扫描进行比较，生理性摄取增加的器官可能提示免疫相关不良事件

病例 9：全肠炎

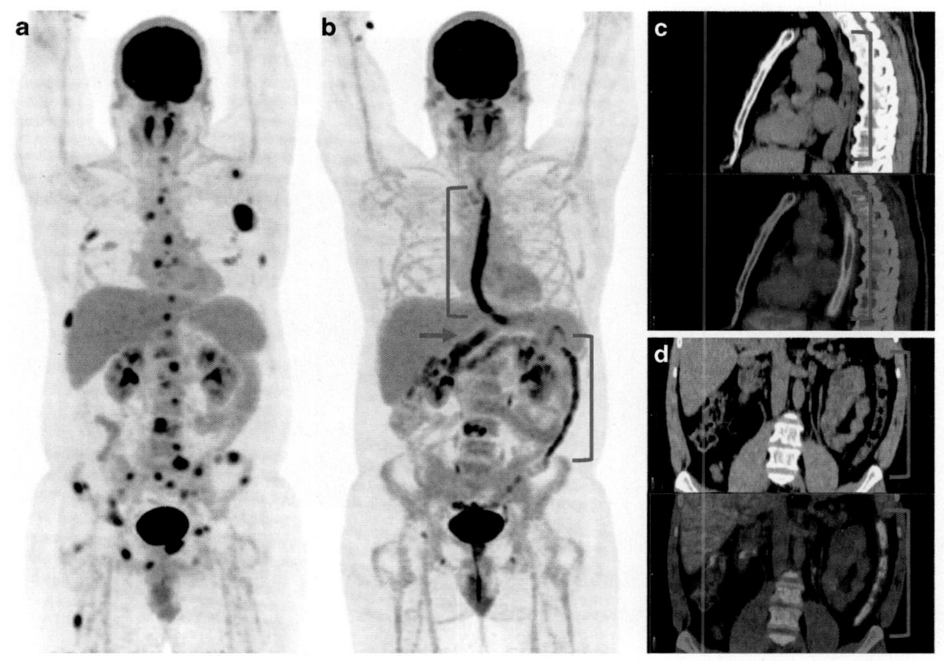

图 10.9 PET 发现：在免疫治疗开始前（a）和治疗后 2 个月（b），FDG PET 最大密度投影与相应的 CT 和 PET/CT（c 和 d）显示食管弥漫性摄取的增加（括号）、胃中的弥漫性摄取（箭头）和结肠中的不均匀摄取（括号），符合食管炎、胃炎和结肠炎表现。注意肿瘤对治疗的完全代谢反应

病例 10：十二指肠炎 - 胰腺炎 - 甲状腺炎

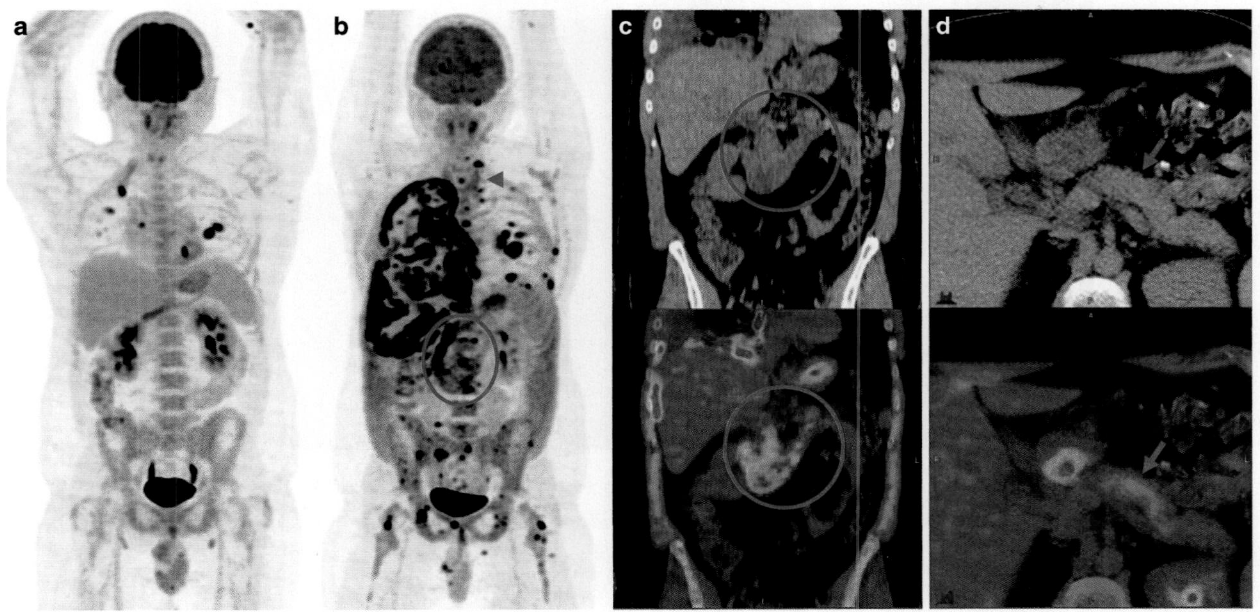

图 10.10 PET 发现：免疫治疗开始前（a）和治疗后（b）的 PET 最大密度投影显示十二指肠（红色圈）和甲状腺（箭头）中的弥漫性摄取。CT 和 PET/CT 显示十二指肠（c，红色圈）和胰腺中的弥漫性摄取（d，箭头）。注意转移性疾病的明显进展，最明显的是右侧胸膜，由于呕吐导致腹部肌肉明显的生理性摄取

病例 11：肝炎 - 回肠炎

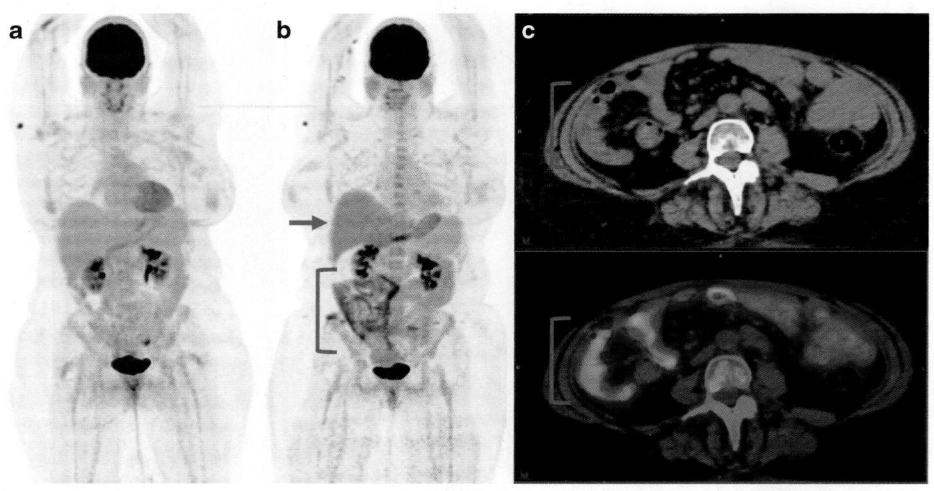

图 10.11 PET结果：免疫治疗前PET最大密度投影（a）、免疫治疗2个月后PET最大密度投影（b）、CT和PET/CT（c）显示肝弥漫性摄取（箭头），符合组织病理学证实的肝炎。注意小肠袢（括号）的弥漫性摄取，符合回肠炎表现

病例 12：垂体炎

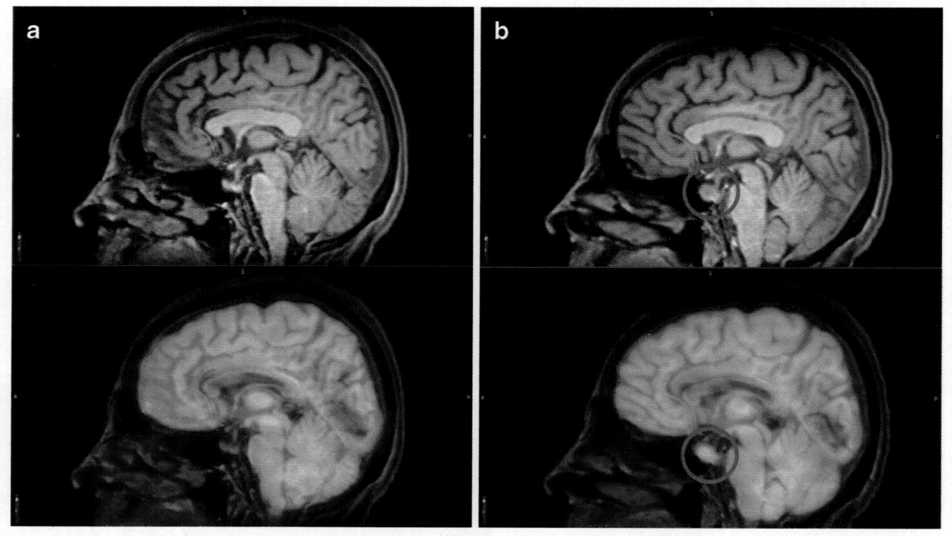

图 10.12 PET结果：免疫治疗前（a）和免疫治疗后2个月（b）的脂肪饱和T_1加权MRI，FDG PET/MRI显示脑垂体大小增加，FDG高摄取（红色圈），符合垂体炎表现

教学点：除非积极寻找，否则很容易错过垂体窝轻度增加的摄取，因为周围的中枢神经系统结构的摄取很高

病例 13：肌炎

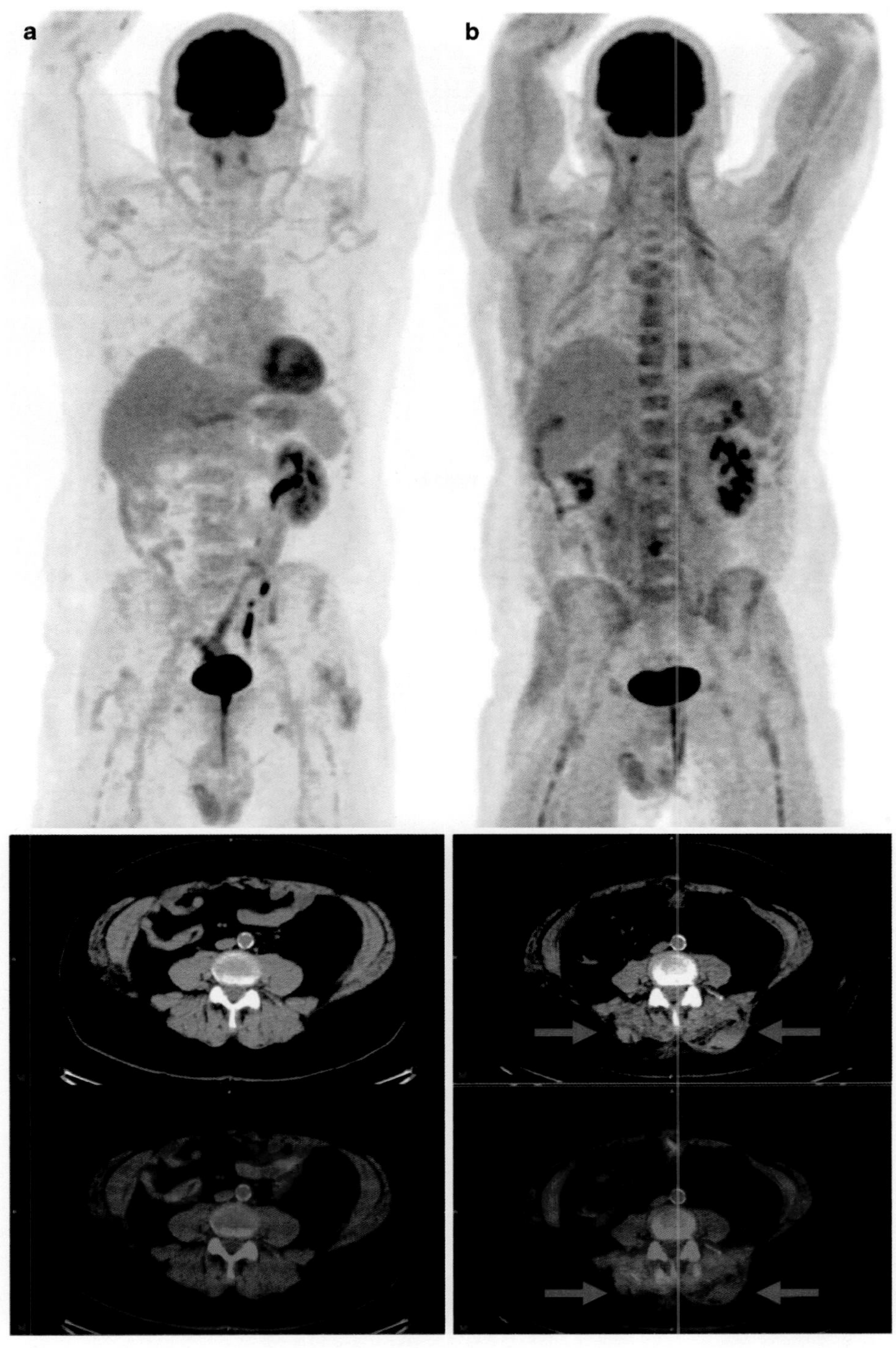

图 10.13 PET发现：免疫治疗前（a）和治疗后（b）PET 最大密度投影、CT和PET/CT显示所有肌肉群弥漫性摄取，CT上出现水肿（箭头），符合肌炎表现

病例 14：关节炎

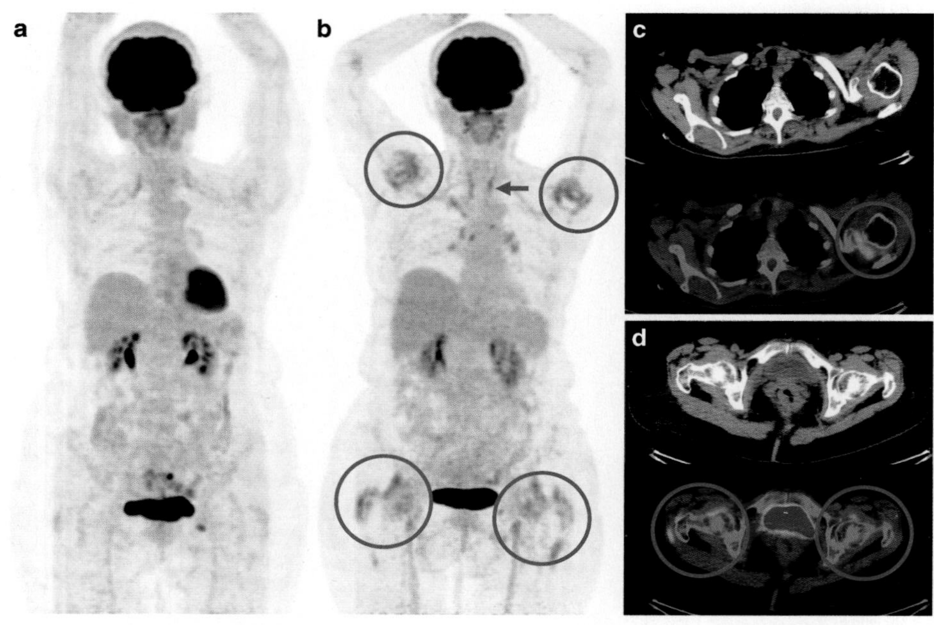

图 10.14 PET结果：免疫治疗前（a）和治疗后（b）的 PET最大密度投影显示肩部和臀部（红色圈）的摄取增加。相应的CT和PET/CT 图像显示肩部（c）和臀部（d）的关节周围摄取，与关节炎一致。注意符合甲状腺炎的甲状腺弥漫性摄取（箭头）

病例 15：髓外造血

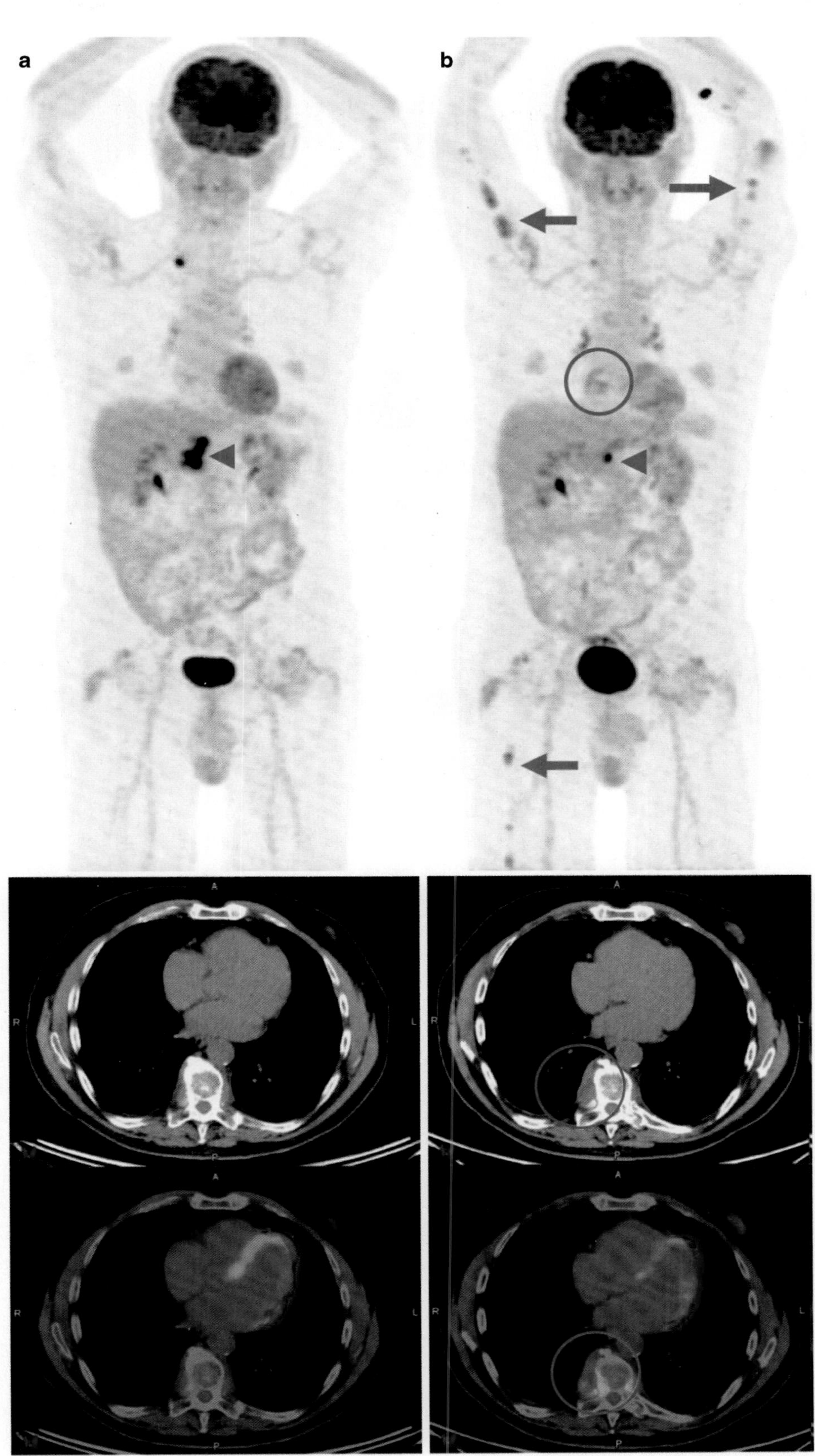

图 10.15　PET 结果：在免疫治疗前（a）和免疫治疗后（b）的PET最大密度投影图像、CT和PET/CT显示骨髓中的片状摄取（箭头）和椎旁软组织增厚（红色圈）中的摄取增加，与髓外造血一致。注意疾病部位的间隔反应（箭头）

病例 16：大疱性类天疱疮

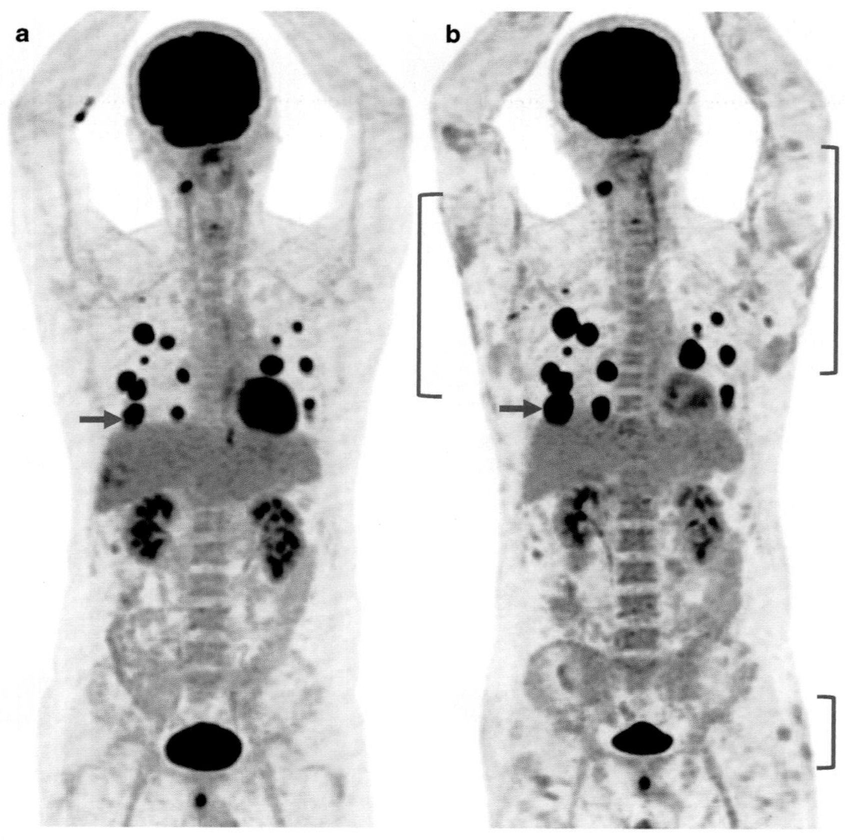

图 10.16 PET发现：免疫治疗前（a）和治疗后2个月（b）的PET最大密度投影显示全身多个皮肤吸收灶，与临床诊断的大疱性类天疱疮一致。注意肺转移的进展（箭头）

（倪　军　斯晓燕　张　力　译）

参考文献

1. Weber JS, Hodi FS, Wolchok JD, Topalian SL, Schadendorf D, Larkin J, et al. Safety profile of nivolumab monotherapy: a pooled analysis of patients with advanced melanoma. J Clin Oncol. 2017;35(7):785-92.
2. Krummel MF, Allison JP. CTLA-4 engagement inhibits IL-2 accumulation and cell cycle progression upon activation of resting T cells. J Exp Med. 1996;183(6):2533-40.
3. Boussiotis VA. Molecular and biochemical aspects of the PD-1 checkpoint pathway. N Engl J Med. 2016;375(18):1767-78.
4. Abdel-Rahman O, ElHalawani H, Fouad M. Risk of endocrine complications in cancer patients treated with immune check point inhibitors: a meta-analysis. Future Oncol. 2016;12(3):413-25.
5. Naidoo J, Wang X, Woo KM, Iyriboz T, Halpenny D, Cunningham J, et al. Pneumonitis in patients treated with anti-programmed death-1/programmed death ligand 1 therapy. J Clin Oncol. 2017;35(7):709-17.
6. Morganstein DL, Lai Z, Spain L, Diem S, Levine D, Mace C, et al. Thyroid abnormalities following the use of cytotoxic T-lymphocyte antigen-4 and programmed death receptor protein-1 inhibitors in the treatment of melanoma. Clin Endocrinol. 2017;86(4):614-20.
7. Postow MA, Sidlow R, Hellmann MD. Immune-related adverse events associated with immune checkpoint blockade. N Engl J Med. 2018;378(2):158-68.
8. Weber JS, Kahler KC, Hauschild A. Management of immune-related adverse events and kinetics of response with ipilimumab. J Clin Oncol. 2012;30(21):2691-7.

9. Wang PF, Chen Y, Song SY, Wang TJ, Ji WJ, Li SW, et al. Immune-related adverse events associated with anti-PD-1/PD-L1 treatment for malignancies: a meta-analysis. Front Pharmacol. 2017;8:730.
10. Rittmeyer A, Barlesi F, Waterkamp D, Park K, Ciardiello F, von Pawel J, et al. Atezolizumab versus docetaxel in patients with previously treated non-small-cell lung cancer (OAK): a phase 3, open-label, multicentre randomised controlled trial. Lancet. 2017;389(10066):255-65.
11. Bronstein Y, Ng CS, Hwu P, Hwu WJ. Radiologic manifestations of immune-related adverse events in patients with metastatic melanoma undergoing anti-CTLA-4 antibody therapy. AJR Am J Roentgenol. 2011;197(6):W992-W1000.
12. Tirumani SH, Ramaiya NH, Keraliya A, Bailey ND, Ott PA, Hodi FS, et al. Radiographic profiling of immune-related adverse events in advanced melanoma patients treated with ipilimumab. Cancer Immunol Res. 2015;3(10):1185-92.
13. Weber JS, Dummer R, de Pril V, Lebbe C, Hodi FS, Investigators MDX. Patterns of onset and resolution of immune-related adverse events of special interest with ipilimumab: detailed safety analysis from a phase 3 trial in patients with advanced melanoma. Cancer. 2013;119(9):1675-82.
14. van der Hiel B, Blank CU, Haanen JB, Stokkel MP. Detection of early onset of hypophysitis by ^{18}F-FDG PET/CT in a patient with advanced stage melanoma treated with ipilimumab. Clin Nucl Med. 2013;38(4):e182-4.
15. Lyall A, Vargas HA, Carvajal RD, Ulaner G. Ipilimumab-induced colitis on FDG PET/CT. Clin Nucl Med. 2012;37(6):629-30.
16. Raad RA, Pavlick A, Kannan R, Friedman KP. Ipilimumab-induced hepatitis on ^{18}F-FDG PET/CT in a patient with malignant melanoma. Clin Nucl Med. 2015;40(3):258-9.
17. Bacanovic S, Burger IA, Stolzmann P, Hafner J, Huellner MW. Ipilimumab-induced adrenalitis: a possible pitfall in ^{18}F-FDG-PET/CT. Clin Nucl Med. 2015;40(11):e518-9.
18. Wachsmann JW, Ganti R, Peng F. Immune-mediated disease in ipilimumab immunotherapy of melanoma with FDG PET/CT. Acad Radiol. 2017;24(1):111-5.
19. Kaira K, Higuchi T, Naruse I, Arisaka Y, Tokue A, Altan B, et al. Metabolic activity by ^{18}F-FDG PET/CT is predictive of early response after nivolumab in previously treated NSCLC. Eur J Nucl Med Mol Imaging. 2018;45(1):56-66.
20. Sachpekidis C, Larribere L, Pan L, Haberkorn U, Dimitrakopoulou-Strauss A, Hassel JC. Predictive value of early ^{18}F-FDG PET/CT studies for treatment response evaluation to ipilimumab in metastatic melanoma: preliminary results of an ongoing study. Eur J Nucl Med Mol Imaging. 2015;42(3):386-96.
21. Cho SY, Lipson EJ, Im HJ, Rowe SP, Gonzalez EM, Blackford A, et al. Prediction of response to immune checkpoint inhibitor therapy using early-time-point ^{18}F-FDG PET/CT imaging in patients with advanced melanoma. J Nucl Med. 2017;58(9):1421-8.
22. Sachpekidis C, Anwar H, Winkler J, Kopp-Schneider A, Larribere L, Haberkorn U, et al. The role of interim ^{18}F-FDG PET/CT in prediction of response to ipilimumab treatment in metastatic melanoma. Eur J Nucl Med Mol Imaging. 2018;45(8):1289-96.
23. Anwar H, Sachpekidis C, Winkler J, Kopp-Schneider A, Haberkorn U, Hassel JC, et al. Absolute number of new lesions on ^{18}F-FDG PET/CT is more predictive of clinical response than SUV changes in metastatic melanoma patients receiving ipilimumab. Eur J Nucl Med Mol Imaging. 2018;45(3):376-83.
24. Kong BY, Menzies AM, Saunders CA, Liniker E, Ramanujam S, Guminski A, et al. Residual FDG-PET metabolic activity in metastatic melanoma patients with prolonged response to anti-PD-1 therapy. Pigment Cell Melanoma Res. 2016;29(5):572-7.
25. Grizzi F, Castello A, Lopci E. Is it time to change our vision of tumor metabolism prior to immunotherapy? Eur J Nucl Med Mol Imaging. 2018;45(6):1072-5.
26. Breki CM, Dimitrakopoulou-Strauss A, Hassel J, Theoharis T, Sachpekidis C, Pan L, et al. Fractal and multifractal analysis of PET/CT images of metastatic melanoma before and after treatment with ipilimumab. EJNMMI Res. 2016;6(1):61.
27. Shozushima M, Tsutsumi R, Terasaki K, Sato S, Nakamura R, Sakamaki K. Augmentation effects of lymphocyte activation by antigen-presenting macrophages on FDG uptake. Ann Nucl Med. 2003;17(7):555-60.
28. Wong ANM, McArthur GA, Hofman MS, Hicks RJ. The advantages and challenges of using FDG PET/CT for response assessment in melanoma in the era of targeted agents and immunotherapy. Eur J Nucl Med Mol Imaging. 2017;44(Suppl 1):67-77.
29. Aide N, Hicks RJ, Le Tourneau C, Lheureux S, Fanti S, Lopci E. FDG PET/CT for assessing tumour response to immunotherapy: report on the EANM symposium on immune modulation and recent review of the literature. Eur J Nucl Med Mol Imaging. 2019;46(1):238-50. https://doi.org/10.1007/s00259-018-4171-4.

第4部分

新型放射性药物

免疫PET：癌症免疫治疗反应评估的未来 11

Emily B. Ehlerding，Weibo Cai

背景介绍

PET是一种受欢迎的功能成像方式，它可以通过检测注入患者体内的释放正电子的放射性核素的衰变，对各种疾病相关的生物学靶标进行高对比度、高灵敏度的成像。因此，最基本的PET显像剂由靶向药物（用于示踪感兴趣的生物标志物）和释放正电子的放射性核素组成。

用于临床的传统的PET显像剂包括一些小分子物质，例如^{18}F-FDG，它是一种能够在高代谢区域积聚的葡萄糖样分子，该试剂广泛用于肿瘤性疾病的评估和监测。然而，随着免疫治疗的使用愈发普遍，^{18}F-FDG的固有特性使其在评估接受免疫治疗的患者时存在很大困难。由于免疫治疗会导致免疫细胞的浸润以及炎症反应，因此常难以解释在FDG PET上观察到的信号。

由此，许多基于抗体的新型示踪剂逐渐出现并用于接受免疫治疗的患者中[1-3]。将抗体试剂用于PET成像即为“免疫PET”。通过利用抗体与其靶标识别的高特异性以及PET检查的高灵敏度，这些免疫PET试剂在临床前研究中展示了在示踪免疫靶标方面的巨大潜力，在某些情况下，免疫PET还可对潜在治疗反应者进行分层。在此，我们也提供了一些此类研究的示例。需要注意的是，该领域的临床研究仍在进行中，目前很多结果尚未公布。

免疫PET示踪剂研发方法和注意事项

抗体及其衍生物可以通过多种方式被修饰从而实现放射性标记并应用于免疫PET中。为了将放射性核素[4]（表11.1）连接到抗体上，必须偶联一种称为螯合剂的分子。螯合剂可与抗体通过多种方式发生共价反应，从而有助于放射性核素进行快速且稳定的放射性标记反应。双功能螯合剂（一端与抗体反应，另一端连接放射性核素）可与抗体在任意胺或半胱氨酸残基上发生反应，也可通过化学或酶促方法在特异性位点上发生反应。已有文献全面回顾和总结了螯合剂的结合方法[5]。

表11.1 PET显像中常用的放射性核素及其特性

放射性核素	半衰期	正电子发射强度（%）	常用螯合剂
^{68}Ga（镓）	67.6 min	90	NOTA，DOTA，HBED
^{18}F（氟）	110 min	97	N/A（共价标记）
^{64}Cu（铜）	12.7小时	17.8	NOTA，DOTA，棺状化合物
^{89}Zr（锆）	3.3天	22.3	去铁胺

注：NOTA为1，4，7-三氮杂环壬烷-三乙酸；DOTA为1，4，7，10-四氮杂环十二烷-四乙酸；HBED为*N*，*N*-双（2-羟基苯）乙烯二胺-*N*，*N*-二乙酸

抗体在体内的生物半衰期较长，因此比较适合用长半衰期的放射性核素来对其进行标记。先将螯合剂与选择的抗体进行连接，然后将其与放射性金属一起进行孵育、纯化，最终用于患者或试验对象体内。

随后即可进行PET扫描。在临床前研究中，根据所使用的放射性核素和靶标情况，这些成像过程常会持续很长一段时间。通过在注射示踪剂后进行多次显像可确定最佳成像时间点，即信噪比相对理想的时间点。而这在临床情况下通常是不可行的，因此临床中常常只进行单次显像。

许多研究可能会以癌细胞表面上过表达的分

子作为靶标进行成像，这些可对癌细胞进行显像的PET试剂常针对仅在癌细胞上表达的分子，因此显像对比度非常高，因为癌症组织是显像剂唯一能够结合的部位。而在免疫治疗背景下，免疫PET研究则与之有不同的考量。与以肿瘤表面特异性表达的分子作为靶标不同，将免疫细胞及其相关标志物作为靶标则更为复杂。从本章所述的研究中可以发现，免疫细胞不仅仅存在于恶性肿瘤中，其他部位如淋巴结、脾和其他正常组织中的免疫细胞也会与示踪剂结合。因此，想要通过这些显像方法发现癌症组织可能并不理想。免疫PET的真正应用潜力是无创监测免疫细胞随时间变化的分布和激活情况，并监测机体对各种治疗干预的反应。

由此可见，这种分子成像技术有其独特之处，并且有可能彻底改变癌症治疗的方式。未来，通过监测患者体内免疫系统的变化，医生能够更加准确地预测患者的治疗反应，并可以根据患者独特的成像特征为患者制定个性化的治疗方案。

示例/病例分析

免疫检查点分子

CTLA-4：目前，有研究利用小鼠结直肠癌模型开发并试验了一种用于小鼠CTLA-4显像的PET示踪剂[6]。这些研究将抗小鼠CTLA-4抗体与NOTA结合并用^{64}Cu进行放射性标记。将该示踪剂施用于BALB/c和裸鼠这两种CT26结直肠癌荷瘤小鼠中。BALB/c意味着这些小鼠具有完整的免疫系统，而裸鼠则没有。此外，还在BALB/c荷瘤小鼠中测试了一种非特异性示踪剂，用以确定其在背景肿瘤积累的水平。这些成像研究的结果如图11.1所示。

值得注意的是，CT26肿瘤细胞本身不表达CTLA-4，这就意味着在肿瘤区域观察到的摄取来自示踪剂与肿瘤中浸润的T细胞的结合。因此，免疫功能正常的小鼠体内出现示踪剂的高摄取则表明示踪剂结合到了肿瘤中浸润的免疫细胞。

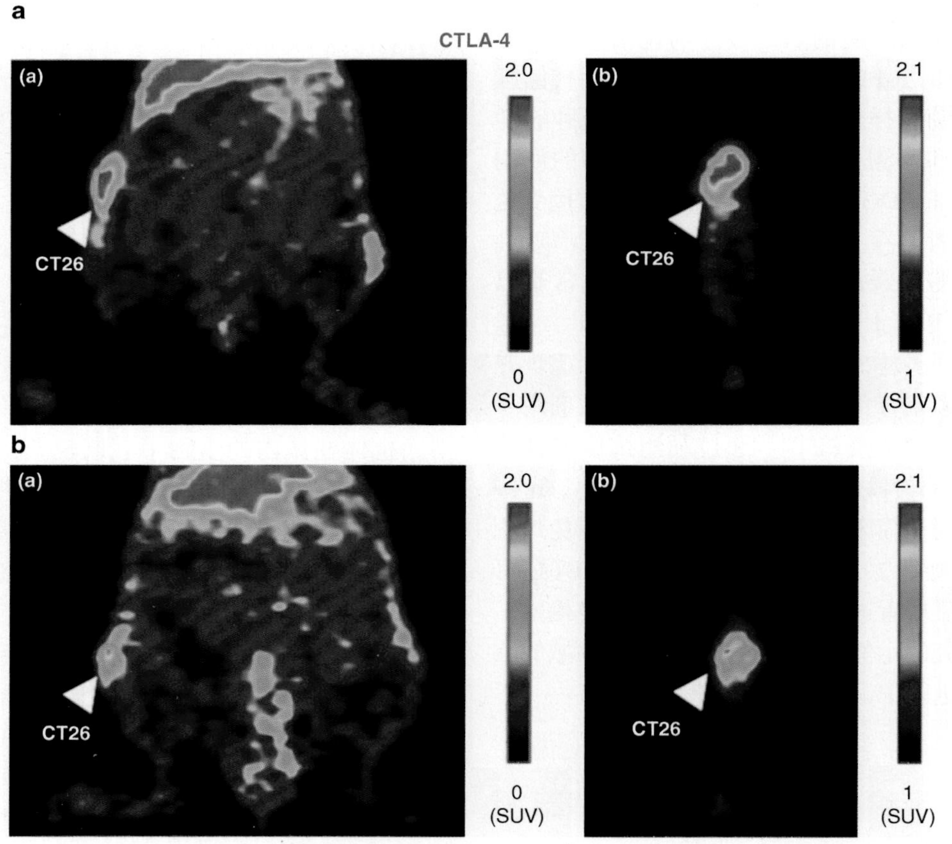

图11.1 CT26结直肠肿瘤异种移植物中的CTLA-4靶向PET成像，对浸润的免疫细胞进行显像（a）；同种肿瘤模型中使用非特异性抗体的对照组（b）[6]

但是，肿瘤区域还可见到相对较高水平的非特异性示踪剂累积，这提示肿瘤部位存在一定的抗体被动吸收现象。由于正常情况下免疫细胞的绝对数量很少，与这些细胞结合的示踪剂产生的信号也会很低。因此，需要对成像进行优化以实现高于背景水平的显像对比度。

PD-1：有研究通过Df偶联对纳武利尤单抗进行^{89}Zr标记，并在人源化小鼠模型中进行了测试[7]。该研究通过将人肺癌异种移植物和人外周血淋巴细胞（peripheral blood lymphocyte，PBL）植入免疫缺陷的NSG小鼠，从而培育出荷瘤PBL小鼠。这使得利用人类特异性纳武单抗检测PD-1阳性T细胞在临床前模型中成为可能，结果如图11.2所示。

与没有植入人类淋巴细胞的NSG小鼠相比，在PBL小鼠的肿瘤中发现了更高水平的示踪剂积累，这表明^{89}Zr-Df纳武利尤单抗能够检测到肿瘤内浸润的PD-1阳性的T细胞。此结论也通过肿瘤组织的离体染色试验得到了验证，染色显示PBL小鼠肿瘤中存在人类免疫细胞浸润，而NSG小鼠的肿瘤中不存在。

PD-L1：免疫检查点的表达是高度动态变化的，而PD-L1可能是其中最为突出的。许多研究已经证实了以PD-L1作为靶标的PET成像在检测治疗诱导下PD-L1表达变化的潜力。临床上也已证实放疗和化疗均可调节PD-L1的表达[8-10]。

一种^{89}Zr标记的小鼠特异性抗PD-L1抗体（称为“C4”）示踪剂可用于监测黑色素瘤和肺癌标准化疗后PD-L1表达的变化[11]。结果表明，紫杉醇治疗可上调PD-L1的表达，而阿霉素的作用则相反。这些变化均可以使用相应的PD-L1免疫PET来检测，如图11.3所示。

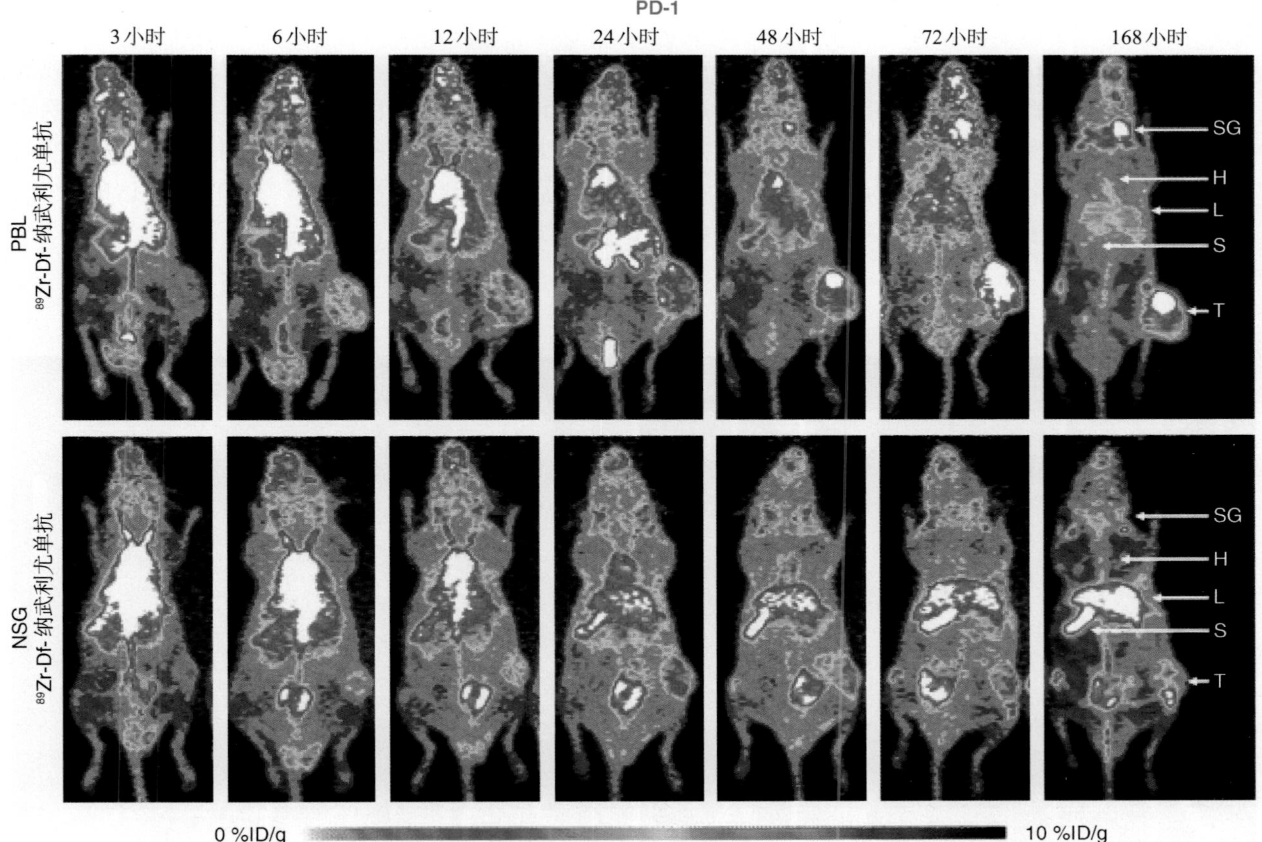

图11.2 将临床上使用的针对PD-1的纳武利尤单抗用于人源化（PBL，顶部）和对照组（NSG，底部）小鼠的PET成像以检测肿瘤浸润性T细胞[7]。SG为唾液腺，H为心，L为肝，S为脾，T为肿瘤

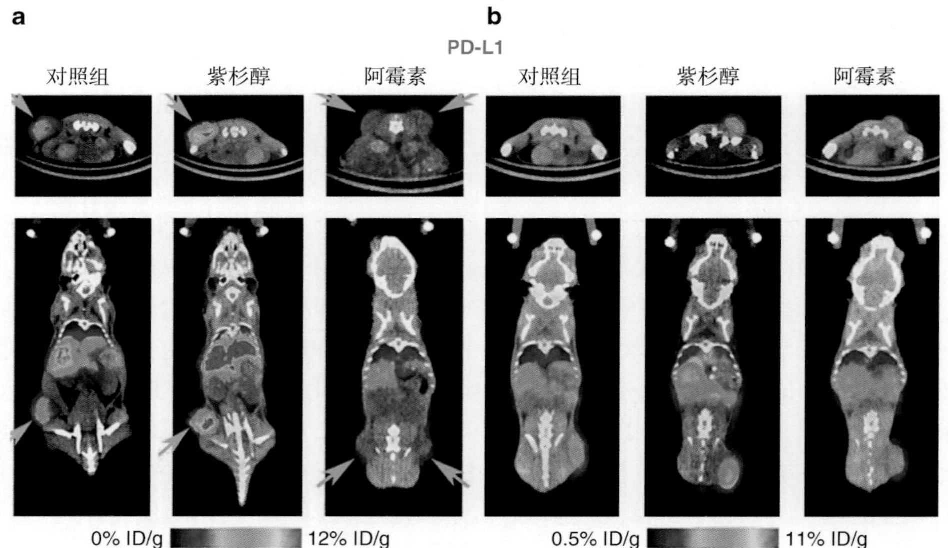

图11.3　在H1975肺癌（a）和B16F10黑色素瘤（b）中进行各种化疗干预后PD-L1的PET成像[11]（肿瘤用橙色箭头表示）

在黑色素瘤模型中，接受紫杉醇治疗的小鼠体内示踪剂的积累量更高，其次是对照组（未治疗）小鼠和阿霉素治疗组小鼠。在肺癌异种移植模型中观察到的结果与之类似，但趋势更为明显，其中紫杉醇治疗组和阿霉素治疗组之间的示踪剂积累量差异更为显著。在所有模型中，肿瘤都可被PD-L1免疫PET清晰地显示出来。

另一项研究探索了PD-L1免疫PET示踪放疗诱导的肿瘤PD-L1表达变化的情况[12]。该研究利用^{89}Zr标记的抗小鼠PD-L1抗体，评估了黑色素瘤和头颈癌模型中的几种外照射放疗以及抗PD-1检查点免疫疗法后小鼠体内PD-L1表达的变化，结果如图11.4所示。

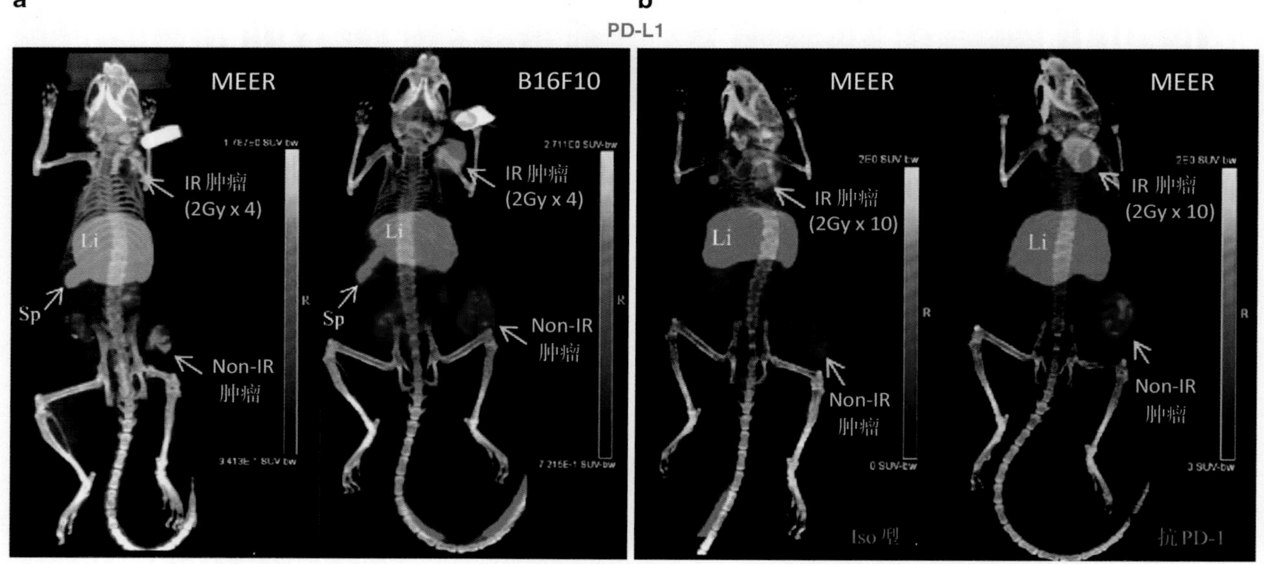

图11.4　放射治疗后PD-L1表达成像。a为头颈癌（MEER）和黑色素瘤（B16F10）的放射敏感性比较；b为放疗和PD-1抑制剂联合疗法增加MEER肿瘤中示踪剂的积累[12]

这些研究提示了一些研究趋势。总体来说，分割放疗，而非单一PD-1阻断治疗，在两种肿瘤模型中均可上调PD-L1表达水平。相比于未经照射的对照组，照射后的肿瘤能够浓聚更多示踪剂。但是，为了达到相同的PD-L1上调水平和相应示踪剂摄取浓度，两种肿瘤模型所需的放疗分割方案却不相同。在黑色素瘤中，2 Gy的4次分割即可，但头颈部肿瘤则需要10次分割。这揭示了不同肿瘤的放射敏感性不同，也提示免疫PET在评估放疗后PD-L1表达水平中的重要性。

此外，肿瘤并非唯一的免疫激活部位。研究发现免疫PET可监测到治疗后全身PD-L1表达水平的变化。例如，一项动物实验使用^{64}Cu标记的抗PD-L1抗体作为放射性示踪剂监测干扰素-γ（interferon-gamma，INF-γ）治疗后全身PD-L1表达水平[13]（图11.5）。

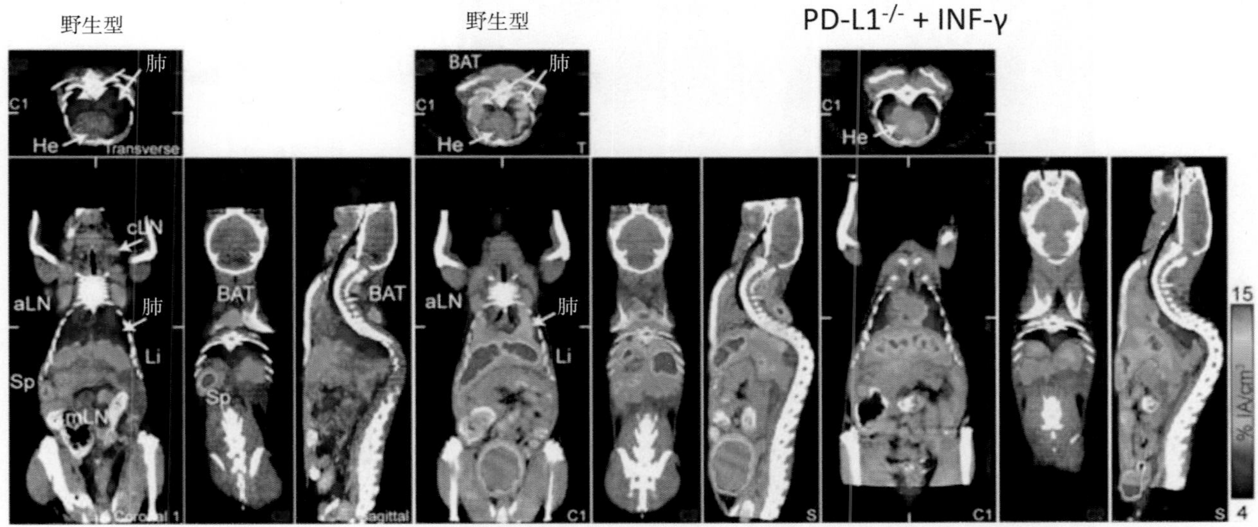

图11.5　三组小鼠行PD-L1免疫PET：野生型未治疗组，野生型INF-γ治疗组，PD-L1敲除INF-γ治疗组。治疗后PD-L1表达的主要变化发生于肺组织[13]

野生型小鼠、PD-L1敲除小鼠均接受INF-γ治疗4天。其后行PD-L1免疫PET。免疫相关的组织，淋巴结、脾、棕色脂肪组织，显示高摄取。值得注意的是，细胞因子治疗后，双肺明显摄取PD-L1示踪剂。这提示了免疫治疗的脱靶效应，可导致严重副作用。因此，免疫PET不仅可评估治疗反应，还可以发现、监测免疫相关副作用。

其他T细胞靶点

免疫治疗中，除靶向检查点外，靶向其他生物标志物的免疫PET示踪剂已在研究中。不同于靶向免疫检查点的示踪剂只能应用于单一的免疫治疗背景下，此类示踪剂在临床中的应用范围将更广泛，例如T细胞标志物，CD8和CD3。

一项临床前研究，在CTLA-4阻断模型中，探究了单结构域抗体片段为主链的CD8免疫PET示踪剂的应用价值[14]。如图11.6，使用两种乳腺癌模型，间充质肿瘤免疫治疗无效，上皮性肿瘤免疫治疗有效。

有趣的是，这项研究并未发现有效者与无效者在示踪剂浓聚程度上的差异，而且发现二者对示踪剂浓聚的模式不同。对CTLA-4阻断治疗有效的小鼠中，肿瘤内见均匀的放射性分布，而在对CTLA-4阻断治疗无效的小鼠中，肿瘤内放射性分布不均匀。因此，肿瘤内T细胞浸润的空间分布模式可能与治疗反应有关，可通过免疫PET监测。

使用^{89}Zr标记的抗鼠抗体，监测CTLA-4阻断治疗中CD3阳性T细胞水平[15]。小鼠接种免疫治疗敏感的CT26结直肠癌细胞系，并接受抗CTLA-4治疗数日，此后行免疫PET。

如图11.7，小鼠可分为两组。比较肿瘤肝摄

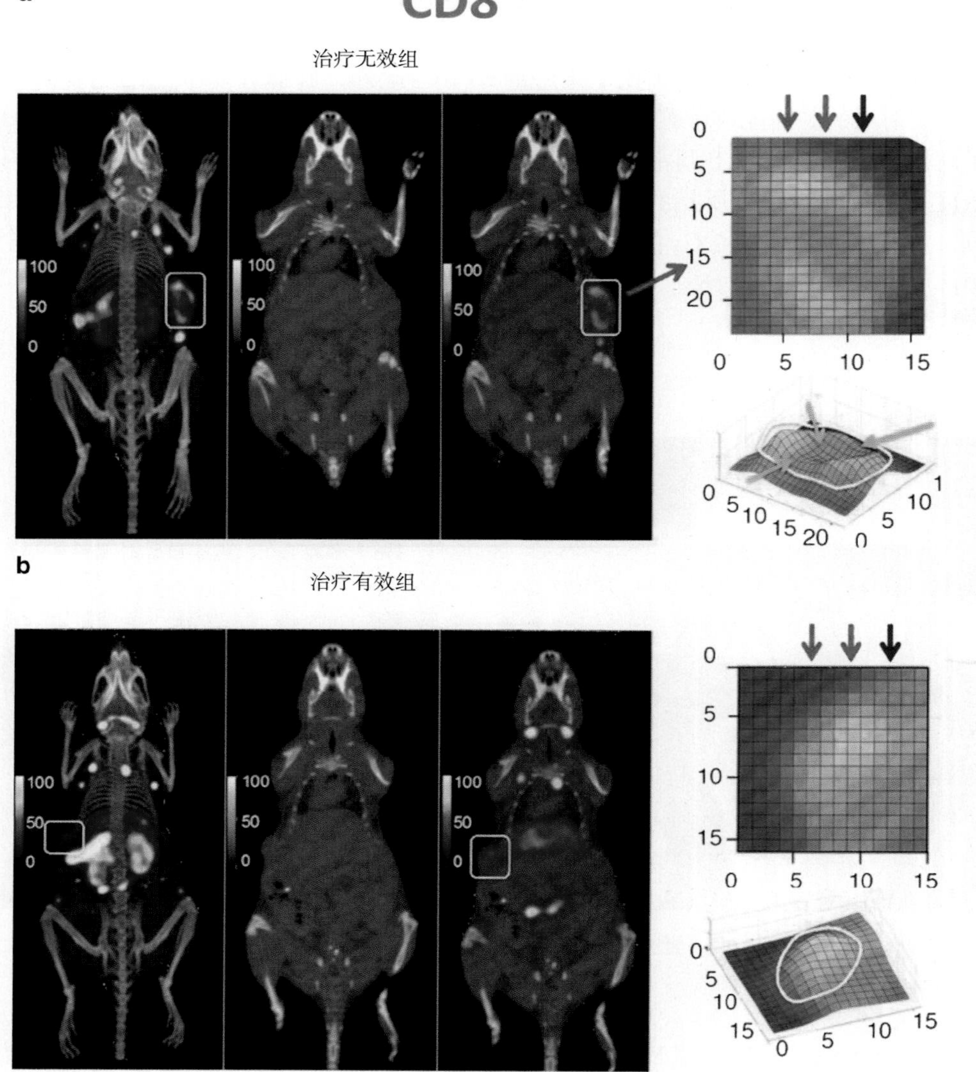

图11.6 CTLA-4阻断治疗后CD8阳性T细胞的空间分布存在差异。治疗无效组（间充质肿瘤）较治疗有效组（上皮性肿瘤）空间分布异质性大[14]

取比（tumor-to-liver ratio，TLR）可发现高摄取组［平均TLR为（0.48±0.09）］治疗后一周的肿瘤体积明显小于非治疗组或低摄取组小鼠［平均TLR为（0.19±0.04）］。免疫PET可作为早期评估免疫治疗效果的分类标志物。

免疫细胞激活标志物

多种类型的免疫调节治疗均依赖于免疫细胞的激活。因此，无创性监测激活程度可协助评估，并为患者筛选出合适的治疗方案。这些影像学探针不仅能够发现患者是否存在T细胞浸润，也可以评估T细胞在生理状态下的激活程度。

T细胞激活后，多种T细胞标志物表达上调。其中，OX40（CD134）作为免疫PET示踪剂的靶点，已开展临床前研究[16]。小鼠双肩部接种淋巴瘤细胞，肿瘤种植成功后，向单侧肿瘤注射一种可诱发细胞间信号转导并可促进免疫系统激活的疫苗佐剂。如预期，经疫苗佐剂治疗的肿瘤较未治疗的小鼠肿瘤生长缓慢。然而，研究发现，经疫苗佐剂治疗的小鼠，其对侧未注射疫苗佐剂的肿瘤也表现为生长缓慢，这提示机体对免疫调节疫苗接种产生了系统性的反应。

注射^{64}Cu标记的OX40示踪剂（图11.8）发现未治疗的肿瘤、未治疗的小鼠的肿瘤引流区

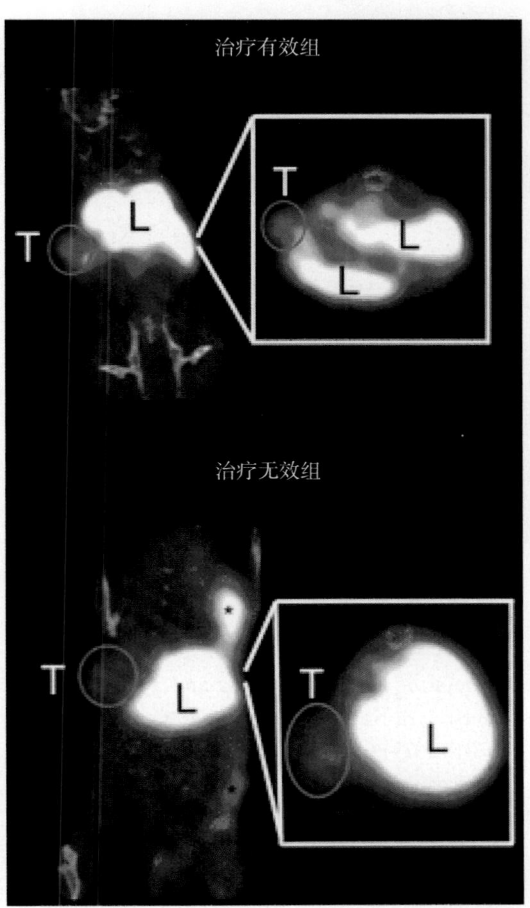

图11.7 抗CTLA-4治疗后治疗有效小鼠可见高水平的CD3示踪剂摄取[15]。T为肿瘤，L为肝

域淋巴结无放射性摄取。经治疗的肿瘤表现为高摄取。疫苗接种后一周，治疗后的小鼠表现为PET上更强的脾摄取，提示系统性免疫反应。由于系统性免疫激活，此时，对侧肿瘤也可见摄取。研究也发现了示踪剂的分布和摄取与肿瘤治疗反应的一系列关系。此研究很好地展示了免疫PET动态监测全身生物标志物表达水平的能力。

临床试验

免疫治疗标志着近期肿瘤治疗模态的转变，因此该领域中的免疫PET研究逐渐涌现。表11.2概述了该领域正在进行的临床试验。但研究结果还未报道。

表11.2 免疫治疗领域正在进行的分子影像临床试验举例

ClinicalTril. gov编码	影像学探针	靶点	适应证
NCT03313323	^{89}Zr-伊匹木单抗	CTLA-4	转移性黑色素瘤
NCT03065764	^{89}Zr-帕博利珠单抗	PD-1	非小细胞肺癌
NCT03514719	^{89}Zr-阿维利单抗	PD-L1	非小细胞肺癌
NCT02453984	^{89}Zr-阿替利珠单抗	PD-L1	乳腺、泌尿道、非小细胞肺癌
NCT03107663	^{89}Zr-IAB22M2C	CD8	非霍奇金淋巴瘤，选择后的实体肿瘤
NCT02922283	^{18}F-FB-IL2	IL-2	转移性黑色素瘤
NCT02888301	^{18}F-氯法拉滨	dCK	任何癌症
NCT03409419	^{18}F-氯法拉滨	dCK	进展性黑色素瘤
NCT03311672	^{18}F-AraG	dCK/dGK	非小细胞肺癌
NCT03142204	^{18}F-AraG	dCK/dGK	任何癌症
NCT03129061	^{18}F-AraG	dCK/dGK	头颈部鳞状细胞癌
NCT02323893	^{18}F-AraG	dCK/dGK	健康志愿者

注：黄色行是标记抗体的探针，蓝色行是标记多肽或小分子的探针；CTLA-4为细胞毒T淋巴细胞相关抗原4，PD-1为程序性死亡蛋白1，PD-L1为程序性死亡蛋白配体1，CD8为分化簇8，IL-2为白介素2，dCK为脱氧胞苷激酶，dGK为脱氧鸟苷激酶

未来的方向

临床前免疫PET研究表现出极好的前景，因此初期临床试验正在逐步进行。为了确保这些显像探针快速实现临床转化，未来还需在多个研究方向完成大量工作，其中有两项尤其重要。首先，许多以鼠为模型的动物研究采用的是鼠源性的特异性抗体。这些研究不能转化为人体研究，因为这些抗体具有鼠抗原特异性，将会在人体中诱发免疫反应。因此，亟须发展和优化人体特异性显像示踪剂。这将很复杂；由于缺少现成的、易获取的人类抗体的临床前验证模型，此项研究常需要基因编辑小鼠。

其次，需要完成的重要的临床前工作是建立显像与治疗预后的相关性。单纯发现含某种免疫细胞的群体对于临床医生和癌症患者意义甚微，重要的是探究这些影像学发现与治疗反应的关系。

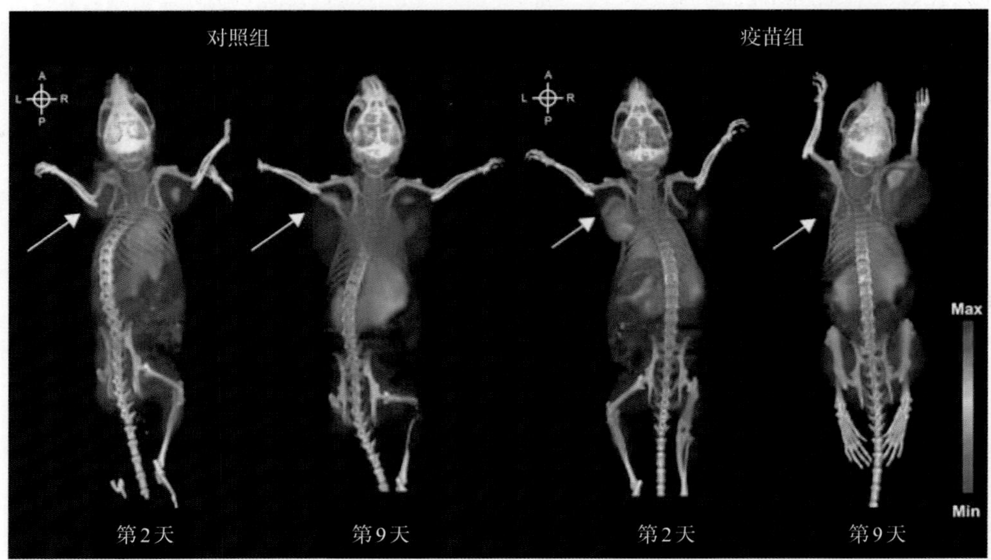

图11.8 疫苗接种后（第2天），OX40免疫PET可见疫苗接种的肿瘤具有较高的T细胞激活水平（白箭头）。随时间发展，机体出现系统性免疫反应，第9天可见对侧肿瘤中的激活T细胞[16]

因此，临床前（和临床）研究需要探索不同种治疗方案干预后的影像学特征是如何随着治疗进程而发生改变的。这将揭示免疫PET在免疫治疗反应评估中的真实价值。

免疫PET技术对监测疾病进展、无创性并持续性地可视化评估高度动态变化的免疫反应具有重要的前景。有了这些工具，我们可以预见免疫治疗在癌症领域将具有更大的发展动力。

（杨子仪 杨 乔 霍 力 译）

参考文献

1. Ehlerding EB, England CG, McNeel DG, Cai W. Molecular imaging of immunotherapy targets in cancer. J Nucl Med. 2016;57(10):1487-92.
2. Wei W, Jiang D, Ehlerding EB, Luo Q, Cai W. Noninvasive PET imaging of T cells. Trends Cancer. 2018;4(5):359-73.
3. Mayer AT, Gambhir SS. The immunoimaging toolbox. J Nucl Med. 2018;59(8):1174-82.
4. Brandt M, Cardinale J, Aulsebrook ML, Gasser G, Mindt TL. An overview of PET radiochemistry, part 2: radiometals. J Nucl Med. 2018;59(10):1500-6.
5. Boros E, Holland JP. Chemical aspects of metal ion chelation in the synthesis and application antibody-based radiotracers. J Label Compd Radiopharm. 2018;61(9):652-71.
6. Higashikawa K, Yagi K, Watanabe K, Kamino S, Ueda M, Hiromura M, et al. (64)Cu-DOTA-anti-CTLA-4 mAb enabled PET visualization of CTLA-4 on the T-cell infiltrating tumor tissues. PLoS One. 2014;9(11):e109866.
7. England CG, Jiang D, Ehlerding EB, Rekoske BT, Ellison PA, Hernandez R, et al. ^{89}Zr-labeled nivolumab for imaging of T-cell infiltration in a humanized murine model of lung cancer. Eur J Nucl Med Mol Imaging. 2018;45(1):110-20.
8. Hecht M, Büttner-Herold M, Erlenbach-Wünsch K, Haderlein M, Croner R, Grützmann R, et al. PD-L1 is upregulated by radiochemotherapy in rectal adenocarcinoma patients and associated with a favourable prognosis. Eur J Cancer. 2016;65:52-60.
9. Derer A, Spiljar M, Bäumler M, Hecht M, Fietkau R, Frey B, et al. Chemoradiation increases PD-L1 expression in certain melanoma and glioblastoma cells. Front Immunol. 2016;7:610.
10. Yang H, Bueso-Ramos C, DiNardo C, Estecio MR, Davanlou M, Geng Q-R, et al. Expression of PD-L1, PD-L2, PD-1 and CTLA-4 in myelodysplastic syndromes is enhanced by treatment with hypomethylating agents. Leukemia. 2014;28(6):1280-8.
11. Truillet C, Oh HLJ, Yeo SP, Lee C-Y, Huynh LT, Wei J, et al. Imaging PD-L1 expression with immunoPET. Bioconjug Chem. 2018;29(1):96-103.

12. Kikuchi M, Clump DA, Srivastava RM, Sun L, Zeng D, Diaz-Perez JA, et al. Preclinical immunoPET/CT imaging using ^{89}Zr-labeled anti-PD-L1 monoclonal antibody for assessing radiation-induced PD-L1 upregulation in head and neck cancer and melanoma. Oncoimmunology. 2017;6(7):e1329071.
13. Hettich M, Braun F, Bartholoma MD, Schirmbeck R, Niedermann G. High-resolution PET imaging with therapeutic antibody-based PD-1/PD-L1 checkpoint tracers. Theranostics. 2016;6(10):1629-40.
14. Rashidian M, Ingram JR, Dougan M, Dongre A, Whang KA, LeGall C, et al. Predicting the response to CTLA-4 blockade by longitudinal noninvasive monitoring of CD8 T cells. J Exp Med. 2017;214(8):2243-55.
15. Larimer BM, Wehrenberg-Klee E, Caraballo A, Mahmood U. Quantitative CD3 PET imaging predicts tumor growth response to anti-CTLA-4 therapy. J Nucl Med. 2016;57(10):1607-11.
16. Alam IS, Mayer AT, Sagiv-Barfi I, Wang K, Vermesh O, Czerwinski DK, et al. Imaging activated T cells predicts response to cancer vaccines. J Clin Invest. 2018;128(6):2569-80.